医患会话

有效性的话语分析实证研究

鞠 辉◎著

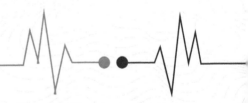

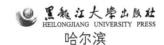
黑龙江大学出版社
HEILONGJIANG UNIVERSITY PRESS
哈尔滨

图书在版编目（CIP）数据

医患会话有效性的话语分析实证研究 / 鞠辉著．--
哈尔滨：黑龙江大学出版社，2023.4
ISBN 978-7-5686-0889-3

Ⅰ．①医… Ⅱ．①鞠… Ⅲ．①医药卫生人员－话语语
言学 Ⅳ．① R192

中国版本图书馆 CIP 数据核字（2022）第 227336 号

医患会话有效性的话语分析实证研究
YI-HUAN HUIHUA YOUXIAOXING DE HUAYU FENXI SHIZHENG YANJIU
鞠　辉　著

责任编辑　张永生
出版发行　黑龙江大学出版社
地　　址　哈尔滨市南岗区学府三道街 36 号
印　　刷　北京虎彩文化传播有限公司
开　　本　720 毫米 ×1000 毫米　1/16
印　　张　10
字　　数　134 千
版　　次　2023 年 4 月第 1 版
印　　次　2023 年 4 月第 1 次印刷
书　　号　ISBN 978-7-5686-0889-3
定　　价　40.00 元

前　言

生老病死，人之常情。生病了，人们就要去医院看医生，那么医生与患者之间怎样交流才能更有效？在本书中，笔者从会话分析的视角对医患会话的特点以及什么是有效的医患会话进行了实证研究。研究所用语料为笔者在一所三甲医院的心内科、消化科等科室收集的医患会话录音，录音前，笔者向医生及患者告知了收集语料的目的并得到了他们的同意。笔者采用 Gail Jefferson 转写系统对这些语料进行了细致的转写和标记。同时，出于隐私保护的需要，隐去了医院的名称以及语料中出现的医生和患者的姓名。

会话分析理论原本主要用于英语文学语篇和日常会话的研究，机构性话语分析则主要局限于课堂话语分析、法律机构话语分析、访谈节目话语分析等领域，而较少用于医患会话领域。在本书中，笔者验证了会话分析理论对于汉语医患会话研究的指导性作用，旨在探索和发现医患会话的话语特点、有效模式及其区别于自然会话的特征，进而帮助医生在会话中改变某些固有的会话方式，提高患者的满意度。

本书介绍了会话分析、机构性话语理论的渊源，论证了从会话分析角度研究医患会话的合理性，继而在此基础上论述了会话分析与医患会话研究的基本原则，研究了如何将会话分析理论嵌入医患会话分析研究之中。此外，由于作为机构性话语的医患会话与日常会话有着不可分割的联系，也有着区别于日常会话的特征，因此本书还探讨了会话分析视角下医患会话研究的其他问题，如词汇选择、在线交流、观点显示序列、诊断的言语形式和患者的参与度、不对称性、重复性话语的使用等。

提升患者的满意度是医患会话追求的目标，但是这一目标不能单凭一方的努力来实现，而应是医患双方共同协商和努力的结果。为此，本书也探讨了医生和患者的信息供给与患者满意度、医生和患者的情感表达与患者满意度、社会性话语的使用与患者满意度、医生的交际风格与患者满意度、医生和患者的话轮设计与患者满意度以及如何提高患者的满意度等问题，力求从医患双方的角度研究影响患者满意度的因素。

由于笔者水平有限，书中难免存在这样或那样的不足和问题，恳请专家和广大读者批评指正。

鞠　辉
2023 年元月

目　　录

第一章　会话分析与医患会话研究理论

一、医患会话研究的意义

医疗服务质量在很大程度上依赖于客观的医疗水平，但是医患之间交流的有效性对医疗服务质量也有相当大的影响。在医患交流的各个阶段，尤其是门诊互动中双方语言交流的重要性更是毋庸置疑。在门诊互动中，医患双方必须在很短的时间内通过语言完成一系列的诊疗任务。可见，医患会话在诊断的准确性、患者的配合度以及患者对医疗服务的满意度等方面都起着重要的作用。（Drew，2001）医生与患者是通过会话建立起人际关系的。患者不仅通过会话来考察医生的能力，而且通过会话来感知医生能否在这种人际关系中起到支持性的作用，进而决定是否真正融入这种人际关系。（DiMatteo，1998；Weiland，2012）患者是否愿意向医生完全和准确地告知自己的症状或相关信息，是否愿意配合医生的治疗都会受到双方会话有效性的影响。对于医生而言，良好的沟通能力有助于提高患者的就医满意度和治疗依从性，并有利于和谐医患关系的建立。（李芳，2020）

医患会话研究涉及多个学科，包括医学伦理学、社会学、哲学、语言学等。其中，以会话分析为代表的语言学研究方法已成为主流的研究方法之一。基于会话分析的医患会话研究可以帮助医生发现医患会话中有效的话语形式，意识到不同的话轮设计会产生不同的序列结果，进而依据实际的会话场景选择恰当的话语形式。因此，医患会话分析具有不容忽视的实用价值，在国内外都已被逐步纳入医生培训课程。

同时，医患会话研究还使学者们认识到了患者在医患会话中所起的重要作用。从20世纪60年代起，国外学者就开始了医患会话研究。随着研究的不断深入，学者们逐渐认识到以患者为中心的医疗模式的重要性，提出了"生物心理社会学模式"（biopsychosocial approach），该模式认为疾病除了会受到生理因素的影响之外，还会受到社会和心理因素的影响。（Engel，1977）世界卫生组织（WHO）欧洲部起草的健康政策，将患者的参与度定义为"健康政策的基础条款"。美国医学院强调，医生的关怀体现了对于患者喜好、需要和价值的尊重和回应。2019年3月，国家卫健委明确要求，二级及以上公立医院必须加入全国医院满意度监测平台，并通过建立医疗服务满意度管理制度动态监测患者的就医体验和医务人员的执业感受，指导医院查找并解决影响医患双方满意度的突出问题。

Sacks（1972）指出，医患双方在定位标准关系对（standardized relational pair）也就是进行双方身份范畴的选择时，可以定位为"专家–外行"的范畴，也可以定位为"服务提供者–服务接受者"的范畴。随着文化水平的不断提高，总体来说患者对医学常识的理解也会逐渐加深，因此一些患者更愿意选择"服务提供者–服务接受者"的范畴，而医生则更倾向于"专家–外行"的范畴。Paul ten Have（2002）认为，医患会话的基本结构组织中包括一个典型的序列结构，称为"理想序列"。这种序列之所以被看成是"理想的"，是因为在许多情况下它并不是实际实现的序列结构，而是对医患会话的基本结构组织一般发展趋势的描述。同时，Paul ten Have还指出，"暗含"是指理想序列所规定的标准关系对成员在其所处范畴内应该表现出来的行为和能力。例如，患者应该用通俗的语言表达自己的症状和担忧，而医生的专业任务则是询问、检查并给出诊断及补救措施等。标准关系对成员的行为和能力会受到所处范畴的限制，正是由于这种限制，理想序列才具有暗含作用。此外，随着时代的进步，传统的医患关系和会话形式不断受到挑战，患者对医患会话形式的不对称性以及会话暗含作用的接受度也日益降低。例如，Paul ten Have（1989）对 20 世纪 70 年代的医患会话所做的研究表明，当医生询问患者对诊断结果或治疗方式的意见或喜好时，或者医生试图与患者共同分担责任时，患者往往会表示拒绝，因为患者更依赖于医生的专业性。而在当下，患者则可能会对医患关系或惯用的医患会话形式提出挑战，如有些患者就会在会话中打破医患会话的惯用形式，完全凭借个人经验跨越理想序列的诸多阶段。

综上可知，基于会话分析的医患会话研究不仅有助于医生在医患会话中掌握应对策略，而且对于提升患者的参与度和满意度也有重要意义。

二、机构性话语与医患会话

自 Frankel（1984，1990）最先开展医患会话研究后，Heath（1984，1986，1992）、Paul ten Have（1989，1991，1995，2002）、Hindmarsh（2010）、Heritage（2006，2013）以及 Roberts 和 Kramer（2011）等学者从会话分析的角度对医患会话进行了深入研究，做出了巨大贡献。进入 21 世纪以来，汉语医患会话研究逐渐成为研究热点，于国栋（2008）、杨石乔（2010）、马文和姚雪丽（2017）、叶砾和冯小玮（2020）、李芳（2022）等学者的研究成果较具代表性。

随着研究的不断深入，学者们发现医患会话既具有机构性会话的特征，也具有日常会话的特征。例如，Frankel（1984）和 West（1984）的研究都将医患会话视为自然发生的互动，Maynard（2005）和 Heritage（2006）都将日常会话的研究方式引入了医患会话研究。

Cassell（1989）建议医生找到能够分析自己与患者之间交流的工

具，从而在理解疾病的过程中与患者建立一种"合伙人"关系。会话分析的方式和方法被广泛地认定为分析医患会话的有效工具，同时也为研究医患会话提供了新的视角。Drew（2001）等学者认为，会话分析在三个方面有助于医患会话研究：一是识别医生在医患交流中可能会有意识地加以注意和考虑的行为模式；二是识别能够促进患者参与讨论和决定的互动策略；三是发现某种互动风格与某种结果之间的关系，如患者满意度等。

（一）机构性话语与会话分析的渊源

机构性话语的研究对象是各种机构组织中的会话，如课堂会话、法庭会话、医患会话以及代理人与客户之间的会话等。在机构性场合中，会话成为实现机构性目标的手段。机构性话语与会话分析之间有着极深的渊源，甚至可以说会话分析从一开始就具有机构性的特征。会话分析领域的奠基人 Sacks 的研究始于对美国旧金山自杀研究预防中心电话记录的关注，后来他又开始关注集体诊断小组的会话。通过对这些语料的研究，Sacks 提出了话轮转换（turn-taking）、相邻对（adjacency pairs）、故事叙述（story telling）等会话规律。此后，机构性话语研究越来越受到学界的重视。

至于机构性话语和日常会话，学者们一直试图对两者进行区分，但它们的边界实难确定，更多时候只能依靠经验性的感知加以区分。Atkinson（1982）认为，机构性话语之所以对机构以外的人来说具有理解上的难度，原因主要在于机构性话语减少并重新规定了在机构中所应使用的那些日常会话中的资源、行为及推理模式。因此，机构性话语与日常会话的关系被视为局部变体与主体的关系，两者不是对立的。

（二）医患会话的界定

van Naerssen（1985）识别了两种医疗会话方式，即医生与患者、医生与其他医务人员之间的会话方式，并认为这两种会话方式属于不同的语域，而且各有一系列的变量。在这里，我们主要研究医生与患者之间的会话方式（医患会话），即医生在工作状态下与患者（包括家属）之间的口头会话。医患会话的主要研究对象，包括医患会话的宏观结构组织、不同就诊阶段的具体会话结构、会话所涉及的行为序列组织以及不同会话序列中具体话轮的构建等。（Gill & Roberts，2013）

三、会话分析的理论背景

会话分析与机构性话语不仅渊源深厚，而且在研究方法和手段上也基本相同。在讨论医患会话这一机构性话语之前，需要先了解会话分析的理论背景。

从理论影响上看，会话分析主要受到了民俗学方法论（ethnomethodology）和符号互动学（symbolic interactionism）的影响。

（一）民俗学方法论

民俗学方法论是20世纪60年代在美国发展起来的社会学流派，其创始人是美国社会学家Garfinkel。20世纪50年代，Garfinkel对陪审团的审议产生了兴趣，他发现当时的主流社会学不能解决自己在研究中遇到的问题，如陪审团是如何做出决定的，以及究竟是什么构成了对于所发生事件的足够描述，又是什么构成了行为证据的足够描述。Garfinkel对当时的社会学研究方法很不满意，认为传统的社会学研究是对社会现实的歪曲，把研究者的主观意图强加给了社会现实，过于重视科学的理性而忽视了日常生活的理性，否认了社会现实是由固定的规则、信仰和价值组成的。为此，Garfinkel（1967）提出了民俗学方法论，主张社会研究应从日常感觉以及日常社会的构建入手，通过调查普通人如何实现对于日常生活的理解来发现支配日常生活行为的规则。民俗学方法论致力于解释社会全体成员在社会生活中如何创造并保持秩序感和相互之间的理解方式，对日常生活的理性和对日常生活中最普遍部分的解释怀有浓厚的兴趣和敬意，相信科学理性蕴藏在日常生活的理性之中。在此基础上，民俗学方法论将当时学界所推崇的社会学研究方法临时悬置起来，创造了一些不同寻常的研究方法，如破坏试验（breaching experiments）、变成陌生人（becoming a stranger or novice）等。

Garfinkel（1967）将民俗学方法论对会话分析的影响归为三点：一是将面对面的谈话作为检验日常生活现实推理的基础。二是对具体事物的关注。会话分析始终坚持以具体的会话为研究对象，避免基于先前研究的主观推测。三是将民俗学方法论中的一些研究方法用于会话分析。会话分析主要借用了民俗学方法论中的三个主题：一是可解释性（accountability）。社会成员的行为及其采取的方法等可被其他社会成员见到和分享，这说明日常行为本身具有有序性、可观察性、普遍性、倾向性、合理性、可描述性等特征，即具有可解释性。正是因为这种可解释性，包括会话行为在内的社会行为才能被儿童和非该社会的成员所学习和复制。会话分析以承认社会成员的相互理解以及各自具有的主观性为前提来研究交际双方如何构建共享的、特定的理解。二是自反性（reflexivity）。它是指社会成员对日常社会行为的解释反映了社会行为本身。三是索引性（indexicality）。它是指语言的意义依赖于所使用的场景，反对脱离语境的语言表述。

（二）符号互动学

符号互动学又称现象互动论，产生于20世纪30年代，其奠基人为美国社会学家Mead，而其正式提出则是由Mead的学生Blumer于1937年完成的。符号互动学主要反对的是实证主义社会学所主张的轻视行动者主观能动性的社会结构决定论。符号互动学侧重于从心理学角度研究社会，主张在互动个体的日常自然环境中去研究人类的群体生活。符号互动学认为符号是指在一定程度上具有象征意义的事物，一个事物之所以成为符号，是因为人们赋予了这个事物某种意义，而这种意义为人们所公认。符号互动学的基本观点包括：第一，事物本身不存在客观的意义，所谓客观的意义是人在社会互动过程中赋予的。第二，人在社会互动的过程中，会根据自身对事物意义的理解来对待事物。第三，人对事物意义的理解会随着社会互动的过程而发生变化，并不是绝对不变的。

符号互动学对会话分析的影响主要表现在三个方面：第一，符号互动学倾向于自然主义的、描述性的和解释性的方法论，强调参与和观察。第二，符号互动学认为必须研究真实的社会情境，而不是实验设计或调查研究等人造情境。第三，面对面的人际交往是符号互动学的重要研究对象。Goffman 是当代符号互动学的主要代表人物之一，他开辟了面对面人际交往研究的新领域，为人类社会学的微观研究铺平了道路。值得强调的是，会话分析的主要代表人物 Sacks 受到了其老师 Goffman 的影响。从 Sacks 的早期研究中可以看到 Goffman 对他的影响，即面对面的会话被 Sacks 提升为合理的研究对象。

对于机构性话语来说，符号互动学的贡献还包括使会话分析研究者意识到了会话互动代表着机构性的秩序，互动的权利和义务不仅与个体的身份有关，还与宏观的社会机构有关。（Goffman，1983）

四、会话分析的研究对象及其特点

（一）日常会话分析

会话分析将会话（conversation）而非语言（language）作为研究对象。会话分析学派认为会话是社会构成的首要条件，是人们展示其社会性的标志。会话不仅是人的权利，而且是人的义务。（Mayo，1990）

Schegloff（1996）认为会话处于社会性的原始位置，即会话可以使人们摆脱孤独、分享生活。Levinson（2001）认为会话是语言使用的原型，是语言习得的模型。在会话中，重要的并不是人们声称的或自我强加的理想的正确性，而是那些幽默、有见识、诙谐、显而易见的令人愉快的特征。（Nerlich & Clarke，2000）

会话分析研究的是自然语料，因此从一开始就关注人们在真实会话中所使用的语言的组织和结构。在会话分析中，交际双方被赋予了同等地位。会话分析学派认为，听话人对说话人话语的反馈，能够影响说话人对其接下来所说话语的设计。学者们在对会话中不同子系统间的相互协作进行描述时，发现会话参与者是通过这些子系统进行交流并实现交流的有序性的，因此将其视为支配日常会话的准则。

（二）机构性话语分析

对于机构性话语，学者们的界定各有侧重。Drew、Heritage（1992）认为，话语行为对应的机构性并不是由会话行为发生的场合所决定的。比如，某一机构中发生的话语行为除了那些属于该机构特有的机构性话语之外，还有与该机构的特性无关的私人会话；但若某一话语行为的内容涉及了该机构的属性，则无论发生在什么场合下该会话行为都属于机构性话语。于国栋（2010）也认为，机构性话语并非仅指发生在某个社会机构中的会话，因为言语交际所发生的场合与其性质不可能是一一对应的。

机构性话语关注会话参与者所倾向使用并能表现出其机构性身份的方法和行为。在机构性话语中，会话参与者都会使自己的行为倾向于机构的目标，这种倾向性与参与者的机构性身份有关。值得注意的是，会话参与者会受到机构环境的限制，限制程度受所处机构及会话阶段的影响。同时，参与者的参与度和贡献度也会受到机构环境的限制。例如，医患会话与法庭会话相比，后者的受限程度就较高。又如，在医患会话中，信息收集阶段和诊断阶段的会话通常都会按照理性程序进行，而结束阶段则更倾向于日常会话。此外，会话参与者的思考或推理方式也会受到所处机构的影响。上述影响和限制，保证了机构性话语的秩序性和规范性。

机构性话语分析建立在基础会话分析之上，旨在研究社会机构在话语方面的运作。孙咏梅、徐浩（2013）认为，机构性话语分析是指通过描写和分析特定工作场所中的话语，来了解话语在机构中的呈现方式以及话语与机构之间相互作用、相互影响的关系的一种研究方式。机构性话语分析的研究对象是与机构性质相吻合的会话，而与机构性质无关的私人会话则不是其研究对象。机构性话语与日常会话相比更具偶发性，更易随着社会的变迁而变化，更易受到文化、意识形态、经济发展水平及智力革新等社会因素的影响。

Heritage（1997）总结了机构性话语的主要特点：第一，参与者具有特定的角色。第二，会话具有基于机构性语境特点的重要的一系列限制条件。第三，会话存在着与每一个机构相关的推理标记和特定步骤。同时，他还认为这些特点在会话中具体体现为参与者角色分配、宏观结构设定、序列组织确定、词汇选择和不对称关系调整等。

五、会话分析的研究方法

会话分析的研究方法关注会话的微观层面，将言语片段嵌入言语序列之中，研究它与之前或之后的言语序列的相关性，而且只对言语本身进行分析，通过会话的上下文进行解读。Sacks（1972）率先提出了会话分析这一研究方法，并指出了会话分析研究的一般步骤：首先，从真实的会话中选取语料片段；其次，考虑该片段的影响；最后，分析该片段如何实现这一影响，如应用了什么样的潜在方法和程序等。Paul ten

Have 等人（1995）则认为会话分析研究的一般步骤是：首先，获得或者录制自然交谈的录音/录像；其次，转写录音/录像；再次，分析所选择的语料片段；最后，报告研究成果。

Levinson（2001）认为要进行会话分析研究，首先就要发现某一特定的会话组织，然后通过展示会话参与者对该会话组织的倾向性，来把该会话组织的系统性特征抽离出来，最后再询问该会话组织解决了什么问题和引出了什么问题，以及对问题的进一步解决有什么暗示。值得注意的是，当某一会话组织的问题被解决时，另一些问题就会出现，因此还需要找到解决另一些问题的其他会话组织。如何才能找到其他会话组织呢？常用的一种方法是先找到某一会话组织存在的理由，然后寻找该会话组织的存在对于其他会话组织存在的必要性暗示，再根据这些暗示找到其他会话组织。那么，又该如何发现会话参与者对于某一会话组织的倾向性呢？通常是进行反证，即：如果某一会话组织没有按预期出现，那么会话参与者就会要么修复出现的问题，要么推断这种缺失行为隐含的意思，然后就可以据此反推出会话参与者对某一会话组织的倾向性。

会话分析研究需要使用大规模的语料，因此保持语料的自然性是十分重要的。语料的记录方式通常为使用录音/录像设备将会话录制下来，再转写成书面文字。Heritage 和 Atkinson（1984）曾对录制的语料在会话分析中的作用做出过如下评价：使用录制的数据是为了控制直觉和回忆所带来的局限和不可靠。录制的数据可以使观察者接触广泛的交际材料和了解当时的境况，还可以提供一定的保证，证明研究者所做的分析不是来自个人的直觉、有选择的注意和记忆或者实验设计等造成的假象。使用录音磁带可以使研究者反复地、详细地考察交谈中特定的事件，因此可以极大地扩大所做观察的范围，提高精确程度。而且使用这类数据还有一个附带的好处，就是可以使听众（一定程度上也包括研究论文的读者）直接接触结论所依据的数据，并详细分析和审查这些数据，从而进一步避免个人先入之见的影响。① 此外，反复听取录音和仔细进行转写不仅有助于提高研究者对于语料的熟悉程度，还有利于提高分析的准确性。随着科技的发展，语料的记录方式从录音逐渐发展为录像，而研究者如 Goodwin（1981，1992）、Heath（1984，1986）等，也将话语分析的研究对象由单纯的文本语料扩展到了交际录像，用以研究交际者的表情举止和某些行为。

值得强调的是，会话分析语料的转写并不以对语言及其变体的音位进行描述和分类为目标，而是以帮助识别人们使用语言的方式为目标。语料的转写主要依据 Gail Jefferson 转写系统，它能够比较详尽和具体地记录会话，包括发音、声调等特征以及话语持续的时间等。

综上所述，会话分析是可观察的科学，并不要求对话语的意思进行主观解释，而是通过可直接观察到的语料特征来分析这些特征是如何影响会话参与者对话语的理解的。会话分析的研究方法是经验主义的，进行的是无动机的观察，因此可以避开直觉性的解释。也就是说，研究者不预先规定研究的范围和对象，而是让会话的特点自然地显露出来。同时，既不预先排除看似无序的、偶然的、微不足道的数据，也不做基于机构性的角色、性别及位置等的假设，除非能够证明这些因素会影响到会话。需要指出的是，会话中遵循的原则和机制是社会成员普遍遵循的原则和机制，而不是语言学家规定的原则和机制。

六、会话分析的语境观

会话分析的语境观有狭义和广义之争。狭义语境观认为，会话的前言后语给予话语以丰富的解释，但反对对于语境的无限扩展。比如，Schegloff（1988）就指出会话分析的语境不是指社会语境，而是序列语

① 参见刘运同：《会话分析与汉语国际教育》，同济大学出版社 2020 年版，第 50 页。

境，即最近的先前会话及其对下一会话的预设，这种预设体现在听话人对于会话所做的反应及其对于说话人的影响上。此外，狭义语境观还认为广义上的语境因素，如交际者的社会和心理特征、交际时的物理和社会情境等，不应被视为分析语料时可调用的资源，而只是探究的对象；只有那些在言谈互动的细节中展现出来的、被交际者当作交际取向的以及对言谈互动的发展路径产生影响的语境因素，才应被认为与当前的交际相关并纳入分析的范围。广义语境观认为，如果将语境局限于上下文语境，则会制约对于会话的理解，只有将上下文语境扩展为广泛的语境——同言语产出相关的整个社会环境，才能更好地把握说话人的真实意图。（Mey，2001）此外，也有学者持折中观点，如 Levinson（2001）就认为，虽然在上下文语境之外寻找有助于理解会话的资源是重要的，但是不能找得太远，尤其是不能过早地唤起大量的影响交际的外部因素。

于国栋（2008）将语境分为内部语境和外部语境。内部语境是指会话的序列结构在语境方面的体现，即交际者每个话轮的构建都是基于对先前会话的充分理解和考虑；外部语境则包括会话过程中涉及的除内部语境外所有与交际有关的因素，如交际者的种族或民族、性别、年龄、身份、心理等。这些因素与内部语境一起影响着交际者话轮的构建。

不管是何种会话分析的语境观，都是动态的语境观，即语境是由交际者在言谈互动的过程中构建的。任何会话行为都具有双重语境的效果。一方面，语境塑造了会话行为，而对会话行为的理解也需借助于语境。例如，在医患会话中，诊断性话语之所以被理解为诊断，就是因为其正处于身体检查交际阶段。另一方面，会话行为也会发挥语境更新的作用，即每一个会话行为都有可能为序列中的下一个会话行为创造语境。

第二章　会话分析与医患会话研究的基本原则

一、话轮转换

（一）日常会话话轮转换

通过对会话进行细致的观察，学者们发现：只有5%的会话发生了重叠（overlap），当前说话人的话语与下一说话人的话语之间的时间间隔只有几微秒，在说话人超过两个的情境下会话仍然可以顺利进行……那么，是什么主导着会话的转换？其背后的机制又是什么？为解释这些问题，Sacks、Schegloff、Jefferson 于 1974 年发表 *A simplest systematics for the organization of turn-taking for conversation* （《会话中一个最简单的话轮转换规则系统》）一文，提出了话轮（turn）、话轮转换（turn-taking mechanisms）和局部管理系统（local management system）等概念。他们认为，话轮具有两方面含义：一是指在会话中的某一时刻成为说话人的机会，二是指说话人所说的话语。话轮转换机制操控着话轮的转换和分配。话轮转换机制的背后隐藏着局部管理系统，它管理着话语权（floor）。会话之所以能够顺利进行，是因为会话参与者都能意识到局部管理系统的存在，并能在恰当的话轮转换位置进行话轮的转换。

1. 话轮转换规则

话轮转换规则涉及 TRP、C、N 三个重要因素。其中，TRP（转换相关位置）是 transition relevance place 的缩写，指可能发生话语权转移的地方。在会话中，TRP 通常出现在话语结构单位的末尾，而说话人也可以通过宣告自己的话语结束来给出 TRP。值得强调的是，人们大都具有预测 TRP 的能力。C 指当前的说话人，N 指下一说话人。

规则 1：应用于下一个 TRP。

（a）如果 C 在当前话轮中选择 N，那么 C 应当停止说话，N 接着说话，话轮转换出现在选择 N 后的第一个 TRP。

（b）如果 C 没有选择 N，那么任何一个其他话语参与者都可以自由选择，谁先说话谁就获得开启下一话轮的权利。

（c）如果 C 没有选择 N，也没有其他话语参与者按照（b）进行自由选择，那么 C 就可以（不是必须）继续发话，即获得开启下一话轮的权利。

规则 2：应用于以后的每一个 TRP。

C 应用了规则 1（c）后，规则 1（a）、1（b）、1（c）适用于其后的每一个 TRP，并可反复应用，直到话轮发生转移为止。

分析话轮转换规则可以发现，当前说话人的话语权并不稳固，只有在 1（c）的情况下，当前说话人才有可能继续持有话语权。此外，有人认为规则 1（c）是规则 1（b）的特例，应包含在规则 1（b）之中。但是 Sacks、Schegloff、Jefferson（1974）指出，有很多证据表明规则 1（c）不应被包含在规则 1（b）之中，其中较为有力的证据是不同说话人之间的话轮延迟小于同一说话人的两个话轮之间的延迟。

选择下一说话人的方式有很多，其中较为直接的有两种：一是用问句加上选中的下一说话人的姓名；二是用疑问形式的验证语，如"真的是你吗？""你是什么意思？"等将先前的说话人指定为下一说话人。

会话过程中经常会发生话轮的重叠和打断（interruption），而话轮转换规则可以帮助人们区分非故意的重叠和不礼貌的打断。重叠和打断在形式上都表现为会话中有两个或两个以上的参与者在同时说话。在日常会话中，重叠出现的原因主要有四个：一是在应用规则 1（b）时，即在会话参与者竞争话语权的过程中，重叠可能会发生；二是会话参与者错误地预测了 TRP 也会导致重叠，这多由在句子后面加了附加语或称呼语等所造成；三是会话参与者彼此不熟悉或者对对方的说话频率不了解，也会造成重叠；四是会话参与者有意为之，以体现对某一事物或观点的一致看法，或者显示彼此间的亲密程度。而打断之所以发生，则是由于会话参与者故意违反话轮转换规则，如在句子结构中插入附加语等。

2. 问题解决机制

话轮转换系统中包含着问题解决机制。比如，当重叠出现时，一个会话参与者通常会迅速退出，然后其他拥有话语权的参与者会重复先前因发生重叠而没有完成的话语；如果没有参与者迅速放弃话语权，那么话轮转换的问题解决机制就会起作用。

（1）话语权获得

当重叠发生时，会话参与者可以采用升级（upgrading）的方式来获得话语权，升级包括提高声音、减慢语速、延长元音等。（Levinson，2001）

例 1：
……
→患者家属：她跟谁一说话声音大了不行，［跟谁一撕巴也不行！↑
→患者：［那刚才——正常多少下呀，大夫？

— 15 —

医生：那就得注点儿意唄。

患者：正常的是多少？我超了？

患者家属：60—180 唄。

······

（注："［"表示同时开始的话轮或话轮构建成分；"↑"表示声音变大；"→"表示需要分析或关注的会话。下同）

在例 1 中，患者家属与患者之间发生了话轮重叠。对此，患者家属采用提高声音这种升级方式获得了话语权，患者则暂时放弃话语权，直到患者家属说完才继续自己先前的话语。从医生的反馈来看，其选择对患者家属的会话给予回应而忽略了患者的会话。这就进一步证实了通过升级获得话语权是应对重叠发生的有效策略。

（2）话语权保持

如果说话人想要保持话语权，就要避免 TRP 的出现。通常来说，说话人保持话语权的方式主要有两种。一种是避免在句法单位末尾处出现明显的停顿（pause），而是将停顿置于句法单位之中，并用"嗯""哼"等予以填补来保住自己拥有的话语权。另一种称为"使用前宣称"（pre-announcement）（Terasaki，1976；Levinson，2001），即告知听话人自己接下来会有很长的一段话要讲，如"接下来我要提三点要求······""要想做好这道菜，第一步······""我跟你说说今天学校发生的事情······"等。

（3）反馈项目明确

在较长的话轮中，说话人大都期待听话人做出自己正在倾听的表示，而听话人出于礼貌或者为了使会话顺利进行，也可能会做出某些表示以鼓励说话人继续。Yule（2000）将之称为"反馈项目"（backchannel signals/backchannels），它可以是诸如手势动作、面部表情等副语言，也可以是表示肯定的简短语言形式，如"嗯""对""明白了"等。反馈项目缺失会引起说话人的关注。例如，在电话交谈中，如果缺失反馈项目，说话人就会促使听话人告知还在接听电话；在面对面交谈中，反馈项目缺失则可能会被说话人理解为听话人不同意自己的观点。

此外，话轮转换规则对于我们理解沉默（silent）也有很大的帮助。根据话轮转换规则，Levinson（2001）将沉默分为三类：一是静默（silence），它出现在规则 1（b）或规则 1（c）应用之前。二是间断（lapse），这是指下一说话人没有应用规则 1（a）、1（b）和 1（c）。三是可归属性沉默（significant or attributable silence），这是指应用规则 1（a）后被选择的下一说话人所表现出来的沉默。对于可归属性沉默，听话人可能会将其视为包含了言外之意，因此也就可能会更正自己的话语。

不管是话语本身还是重叠、沉默等，都是话语秩序的一部分，都具有研究的意义。会话双方是在话轮转换的基础上管理交流互动的进程的。比如，说话人会在本轮会话中展现自己对前一轮会话的理解，而前一说话人也会通过本轮会话来了解自己的话语是如何被理解的，如果发现理解有误，就会利用自己的下一话轮修正先前的话语。可见，正是因为会话双方都要依靠这种局部的以话轮为基础的秩序来展现自己对会话的理解，会话分析研究才拥有了分析会话参与者究竟如何构建对于会话的理解的检验标准。

（二）医患会话话轮转换

有些机构性话语（如医患会话）中存在着一种特别的话轮转换机制，这种特别的话轮转换机制对于我们理解和研究机构性话语有很大的帮助。正如前文所述，由于会话参与者的言语行为会受到话轮转换规则的影响，所以在日常会话中，会话内容、话语顺序以及交际双方所采取的言语行为和对会话的贡献等大多不能事先设定。（Sacks，1974）但在一些特殊的机构性话语中，这些因素会被事先设定，原因是机构性话语的话轮转换机制有别于日常会话。比如，在新闻采访和法庭辩论等机构性话语中，话轮类型以及会话参与者的角色、表达方式和对会话的贡献等事先就都被设定好了。事先确定话轮类型，可以避免会话过程中混乱现象的出现，如多个会话参与者同时争夺话语权等。（Clayman & Heritage，2002）此外，由于机构代表在会话中享有优先权，因此其对会话过程的控制力也就比其他会话参与者更强。

调解性话轮转换机制是另一种特别的机构性话语话轮转换机制。（Cuff & Sharrock，1985）比如在会议中，主持人会对会话主题、话语权进行控制，并对话轮进行分配。如果有参会人员不愿发表意见或一时无法回答问题，主持人通常会选择继续当前话轮或者转换主题，以使会话顺利进行。（耿雯雯，2016）

据统计，绝大多数医患会话都是由医生发起的，如在笔者所做的调查中，就有87.8%的医患会话由医生的提问开始，只有12.2%由病人的提问开始。医生之所以能够在医患会话中居于主导地位，是因为机构的权威性以及医生的机构性身份。通常情况下，医生主要是以核实患者姓名和询问患者身体状况的方式来开启医患会话的，如"今年多大岁数？""哪儿难受啊？"等。患者发起的会话大多数情况下发生在做完医生要求的检查回来继续就诊的时候。由于此时病人手里拿着化验单等检查结果，医生明白患者的来意，因此不会像初诊那样进行相关询问，而是将话语权交给患者。

（三）医患会话中的重叠

在医患会话中，重叠也经常发生，但对这方面的研究还有所不足。杨子等人（2018）在对第三方陪同就诊的会话特征进行分析后指出，第三方往往会通过话轮的部分重叠来获得话语权。比如，在当前话轮即将到达TRP时，第三方提前一两个音节发起话轮，从而造成话轮的短暂重叠；或者第三方由于误判而在前一说话人的话轮中发起己方话轮，从而造成话轮重叠。医患会话重叠发生的原因与日常会话有相似之处。比如，由于医生与患者和患者家属之间不熟悉，加之对对方的说话频率不了解，所以双方都比较容易对 TRP 做出错误的预测，结果造成了重叠。下面通过实例对医患会话重叠进行探讨。

例 2：

……

医生：你是不是活动的时候那个啥扭了？

患者家属：脚脖子崴了。

患者：有一天，走廊里的声控灯灭了，我一跺脚，结果这脚就动不了了。

医生：那有可能是——

患者家属：可能是寸劲儿造成的，我妈岁数大了。

医生：对。

患者家属：快八十的人了，骨质都疏松了。

医生：对。

患者家属：大夫，我妈总说她想补钙，你说补钙——

患者：缺钙呀！大夫，你说我能不能是骨头有病啊？

→医生：那还真不好说。[那不归我——

→患者家属：[她就总说她骨头有病——

患者：我腿老抽筋儿啊！

→医生：是，老年骨质疏松都是因为缺钙。[你直接吃点儿——

→患者：[抽筋儿抽得都要哭了，拧劲儿地疼。

医生：对。

……

在例 2 中，医生在句法完整的陈述性话语之后加了附加性话语，患者或患者家属由此对 TRP 做出错误的预测，结果造成了重叠。值得注意的是，在这些重叠话轮中医生并没有给出诊断或治疗方法，而患者或患者家属则主要是通过话轮重叠来获得话语权，以进一步描述患者的症状。

例 3：

......

医生：你那个血糖高，跟你现在的症状没有啥关系。

患者：没有啊？

→医生：对。[先把那个——

→患者：[那个大夫说我血糖高，还给我打了点儿胰岛素呢，那天晚上——

......

例 4：

......

患者：大夫，今天出了个病理——

→医生：那就烧下去吧。[有息——

→患者：[有息肉，是吧？

医生：对。

......

例 5：

......

患者：上次来做 B 超，那个大夫说我肝上有一个结节——

→医生：结节？[你复查一下看看。

→患者：[复查得等 20 天？

医生：不用，离得太近了。

患者：那还得等多长时间？

医生：一般 3 个月左右。

……

在例 3 至例 5 中，话轮重叠发生在讨论检查结果的位置。究其原因，主要是医生在句法完整的陈述性话语之后加了附加性话语，导致患者对 TRP 做出了错误的预测。例 3 和例 4 患者的重叠话轮是对医生的陈述性话语表示疑问，旨在促使医生予以确认；例 5 患者的重叠话轮则是将医生的陈述性话语当作疑问，并给予了回答。

医生也会因错误地预测了 TRP 而与患者的话轮发生重叠。

例 6：

……

→患者：我看说明书上说不良反应是会引起心动过快——[心动过速。

→医生：[那没关系。

……

在例 6 中，患者在句法完整的陈述性话语之后加了附加性话语进行修正，医生由此错误地预测了 TRP，结果造成了重叠。

患者与患者家属之间或者患者家属之间的话轮也会发生重叠。

例 7：

……

医生：做全腹的普通 CT 检查，叫全腹 CT。就等于复查一遍，没啥。

患者：哦哦，这个用（.）空腹什么的吗？

医生：也得空腹。

→患者：[正好今天早上没吃饭。

→患者家属：[那正好。

······

[注："（.）"括号中的数字表示话轮之间或话轮构建成分之间的空当时间，以1/10秒为单位计算；只有一个"."表示空当很短，可以忽略不计。下同]

例8：

······

患者：哎呀，这有——有一个月了吧？

医生：一个月了。

→患者：[没寻思怎么回事儿，30多年前有过溃疡，胃溃疡。

→患者家属：[结果越疼越厉害了。

······

在例7和例8中，由于医生没有指定下一话轮的持有者，所以患者和患者家属都有权利争夺话语权。同时，由于患者和患者家属关系亲密，又都了解患者的症状，所以发生了重叠。

例9：

······

→患者家属：对，高压维持在100（.）[120上下。

→患者：[120左右。

······

在例9中，患者家属在描述患者血压时出现了短暂的停顿，表明患者家属记忆模糊，无法给出准确的答案。由于医生在该问题上没有相应的知识储备（即不了解患者血压的历史情况），所以问题就"隐性指向"（tacit addressing）（Hayashi，2013）了具有相应知识储备的患者，并将其指定为下一话轮的持有者。但是经过短暂的停顿后，患者家属又想起了准确的答案，并立刻对前面的话语加以修正，由此导致了重叠。

例10：
……
→医生：那你就给它减到［四分之三（.）四分之三片。
→患者：［昨天晚上——
→患者家属1：［昨天晚上减到三分之二，还是出血呀。
→患者家属2：［昨天晚上减到三分之二了，还是出血。
医生：那正常，哪能那么快就止住啊！
患者家属1：哦。
医生：不会那么快就止住的。
患者家属2：哦。
医生：那咋的［也得——
患者：［她俩有点儿害怕了。
患者家属2：不是，那光是药量的事吗？我们还——
→医生：应该是这个问题，吃这个药的时候拔牙一定要小心。拔牙时，那个大夫没问你吗？
→患者家属1：［没拔牙。
→患者家属2：［没拔牙。
→患者：［没拔牙，自己就出血了。
……

在例 10 中，医生在两处重叠发生前的话轮中都指出了下一话轮的持有者——"你"，即患者。但是除了话轮指定持有者——患者之外，多个患者家属也抢夺该话轮，从而造成了多轮重叠。患者家属这样做的目的是代患者向医生提供、补充或反馈信息。

绝大多数患者家属在医患会话中的参与度都很高，自我意识也都很强，经常会在医生没有明确指定下一话轮持有者的情况下抢夺话语权，甚至在医生已经明确指定患者为下一话轮的持有者时，也会见缝插针地抢夺话语权。这样做的好处是患者和患者家属的话轮重叠，有助于医生获得更为准确的病情描述和相关信息。但是，为了保持医患会话的顺畅和高效，医生应将患者家属的话轮限制在补充信息和给予患者安慰、鼓励的范围内。

分析大量语料可以发现，当医生和患者的话轮发生重叠时，患者往往会把话语权交还给医生。

例 11：

……

医生：没事儿，你把它摁住了。要是血一直不停地出，你就把药停（.）一天到两天。你现在已经把药量减到三分之二了，过三天再来查凝血项。

→患者：哦。

→患者家属 1：［大夫——

→医生：［你这么多年都不查凝血项吗？

→患者：查了。

患者家属 2：上三亚了——

患者：才从三亚回来。

医生：到三亚也能查呀。

患者：到了三亚我就啥事儿都没有了，可好了。

……

在例 11 中，在医生给出治疗建议、患者反馈"哦"后，这一话轮本已结束。但是，患者家属 1 和医生都想开启后续话轮，于是造成了重叠。随后患者家属 1 意识到发生了重叠，便主动放弃了该话轮，而患者则将医生的话轮视为有效话轮，并给予了回答。

（四）医患会话中的打断

目前学界关于医患会话中打断的研究，视角主要集中在社会文化以及医学、语言学（主要为批评语言学和语用学）等领域，而在会话分析视角下的深入研究则不多见。

（1）医生打断患者

分析大量语料可以发现，医生打断患者会话的情形在医患会话中最为常见，而且可能发生在会话的各个阶段。

例 12：

医生：你这次又是哪儿不舒服上我这儿来了？

→患者：有的时候（.）有一种针刺那样的疼痛，然后心脏这一片儿（.）也不知道是怎么的了，就会"咕咚"一下（.），然后——

→医生：多长时间了？还有啥症状？

患者：这两天差不多都这样。

……

例 13：

……

→患者：我做了好多检查，基本都做了，大上周还做了一个心电图（.）。这个是 2012 年做的（.），比现在严重多了。那时候——

→医生：那时候咋的？

患者：也是像现在这样的症状，然后就是心慌。

......

例 14：

......

医生：跟吃饭啥的有关吗？

患者：好像跟吃饭没啥关系，就是不舒服。

医生：你自己也说不清，是吧？

→患者：有时候就像——

→医生：还是做个胃镜看看吧。

患者：做胃镜啊？

......

例 15：

医生：你哪儿不舒服？

→患者：不是，我就想检查一下，看看有没有肝炎什么的，没有——

→医生：那你也没啥症状啊？

患者：有点儿迷糊。

......

例 16：

医生：你叫什么？

患者：×××。

医生：什么地方难受？

→患者：哪儿也不难受，我就是想——

→医生：看看肝儿吗？

患者：对，这是各种检查的单子，检查了一大圈儿，做的体检。

......

在例 12 至例 16 中，医生的打断都发生在患者的症状描述阶段。例 12 和例 13 中的患者在自述病情时有多处短暂停顿，显得思维比较混乱；例 14 中的患者无法准确描述自己的症状；例 15 和例 16 中的患者在医生询问后都先给出了否定回答，然后想进一步补充说明。对此，医生采取打断的方式获得话语权，并将患者的思路引向了自己想要获得的信息或实施的检查手段。可见，打断有助于提高医患会话的效率。

例 17：

......

医生：把外衣撩开，我听听。

→患者：前天，也就是得出血症的时候——

→医生：（听诊中）别说话了。

医生：有早搏。

患者：早搏是啥意思呀？

......

例 18：

......

医生：把衣服撩起来，我听听。

患者：今天早上刚坐那儿，就"咕咚、咕咚"的。吓死我了！

医生：再往上撩一撩。

→患者：就是——

→医生：（听诊中）先别说话。

医生：这也没听着啊，没有啊。

患者：现在没有，是吧？

......

在例 17 和例 18 中，医生的打断发生在听诊阶段，目的主要是避免外界因素（声音）干扰检查过程。

例 19：

......

医生：吃这个吧，就吃它。

患者：天天吃呀？

医生：这个对早搏有用，[房早、室早都——

→患者：[我天天吃呀？房早、室早，就它俩呗？还有没有——

→医生：休息休息就好了，但你以后得注意调整心态。

患者：还有没有别的药了？

医生：没有了。对了，你得戴 holter，监测一下（早搏）到底有多少。

......

例 20：

......

医生：你现在吃什么降压药呢？

患者：××××××。

医生：哦，那你再加一个××××。

患者家属：×××××，那个——我听说早上吃它容易心动过速，你说能不能——

医生：什么呀？

患者：是那个×××××吗？

患者家属：不是，是刚才说的××××。

医生：你是不是贫血呀？

患者：贫血？

患者家属：贫血？

医生：对，贫血吗？

患者：没发现。

患者家属：那没有。

医生：查没查过血常规？贫血也可以导致心跳加快。

患者：是吗？

患者家属：对，她贫血，贫得可厉害呢。以前检查说她是缺血性心脏病，好多年以前——

→患者：大夫，这个药我看——

→医生：贫血和缺血性心脏病是两回事儿。

患者：我看不良反应是会引起那个心动过快（.）［心动过速。

医生：［那没关系。

……

上面两例中医生的打断都发生在药物讨论阶段。其中，例19打断发生的原因是医生已经明白了患者想要表达的用药方面的要求；而在例20中，医生为了完成上一话轮，即与患者家属展开的贫血和心脏病之间的讨论，然后开始下一话轮，即关于药品不良反应的讨论，所以打断了患者的会话。

例21：

……

医生：做胃镜了吗？

→患者家属：没做胃镜，因为做了好几项血液检查之后——

　　→医生：那都没用。

　　患者家属：是吗？

　　医生：左上腹部疼痛先查两个，胰腺和脾，没事儿再查胃。

　　……

　　例 22：

　　……

　　→患者家属：现在有没有可能怀疑是胃穿孔，先做一个病理呀？还是——

　　→医生：做病理没有意义。

　　患者家属：啊？

　　医生：做病理没有意义，不用考虑这个事儿。

　　患者家属：哦。

　　医生：因为不管咋的，我觉得都需要手术干预一下。

　　患者家属：哦哦。

　　……

　　例 23：

　　……

　　患者家属：化验我们做了。

　　医生：化验没用。就算看化验结果有问题，对疾病的判断也只是个辅助，也直接确诊不了。今年六十几？

　　患者：64。

　　医生：64？

　　患者：嗯。

　　医生：你先去做一个胃镜啊？

　　→患者：我也不知道，你——

→医生：先做胃镜后做肠镜吧。你这个年龄，一天能把胃肠（镜）都做下来。你是不是坚持不了啊？

......

例 21 至例 23 的打断发生在检查方式的讨论阶段。在例 21 和例 22 中，由于医生认为患者先前所做的检查对于诊断病情没有直接的作用，因此用打断的方式终止了不必要的讨论。在例 23 中，由于患者对医生提出的检查方式拿不定主意，并表现出了希望医生做主的意愿，因此医生通过打断替患者完成了后面的表述。

例 24：

......

医生：对，上午已经排满了，估计下午 2 点就能做完。你要是饿了的话，可以喝点儿水，但不要吃别的。

患者：你说吃点儿干的不行，饿着也不行——

医生：你睡觉的时候呛醒过吗？

→患者：没有。你说吃点儿凉的不行，热的也不行——

→医生：好了，去一楼交钱，三楼排队啊。

......

在例 24 中，打断发生在医患会话的结尾阶段。医生本来已经准备结束会话，但由于患者增加了症状的额外描述，便不得不进行进一步的询问，而当患者给出否定回答并又开始重复先前的症状描述时，医生只好打断了患者的陈述。

由以上例子可知，医生打断患者的话轮主要是为了实现三个目的：一是替患者补充其无法清晰表述的信息；二是避免患者重复陈述先前已经提供的信息；三是避免患者提供无效的信息。这三个目的无论实现哪一个都有助于减少患者的就诊时间，提高医患沟通的有效性。

（2）患者与患者家属之间的打断

患者与患者家属之间的会话也会发生打断。

例25：

……

→患者家属：大夫，我妈总说她想补钙，你说补钙——

→患者：缺钙呀。大夫，你说我能不能是骨头有病啊？

……

例26：

……

医生：要吃也能吃，不吃也像吃饱了似的，是不是？

患者：嗯？

患者家属：难受——

→患者：难受还不咋太难受，吃饱了——

→患者家属：你不老捂着那儿吗？

……

在例25中，患者通过打断患者家属来表明自己的担心不只在缺钙，还有进一步的顾虑。在例26中，面对医生的询问，患者并没有给出确切的回答，而是使用疑问词和升调将话语权隐性地指向了掌握情况的患者家属；但在患者家属给出确切的回答之后，患者却否定了患者家属的话语，致使患者家属不得不通过打断来质疑患者的无症状表述。可见，患者与患者家属之间的打断主要是为了相互补充症状信息，以便让医生全面、准确地了解。

（3）患者打断医生

除了医生打断患者以及患者与患者家属之间的打断之外，医患会话中还有患者打断医生的情形。

例 27：

……

患者：唉，我寻思是不是得了肝炎、肝癌什么的，反正嗓子这块儿就像有一口痰，咽不下去也吐不出来，反正——

→医生：那是你感觉的事儿，一般——

→患者：哦。还有就是早上刷牙时也有点儿恶心，没事儿？

医生：刺激咽喉壁了，自然就会这样。

……

例 27 的打断发生在问诊阶段。医生之所以打断患者，原因是认为患者的症状是非实质性的；患者因为不认同医生的说法，而是认为自己的感觉不属于一般情况，所以通过打断进行进一步的陈述，以证明自己的症状是实质性的。

例 28：

……

患者：现在不肿，还能看出来吗？

→医生：没事儿，至少能分析一下是啥原因，然后看看需不需要——

→患者：这两天不肿了，前天还肿得不像样呢。

医生：是不是——

……

例 28 的打断也发生在问诊阶段。患者打断医生是为了进一步提供症状的相关信息，以希望医生进行全面的诊断。

— 33 —

例 29：

……

医生：先去一楼交钱，再到三楼胃镜室那儿排队。

患者家属：一楼交钱——

→医生：对，先采血，后——

→患者家属：先采血，后做胃镜？

医生：对。

例 30：

……

→医生：对，10 点前采一批，现在没到 10 点，10 点后就——

→患者家属：那现在就下去采吧。

医生：行。

例 29 和例 30 的打断发生在医生布置检查任务阶段。医生先前已经明确陈述了检查要求，患者还是打断医生旨在表明自己听明白了，不需要医生再赘述。

例 31：

……

→医生：怕你以后再那啥，你这样——

→患者：完了，走道一多点儿它就肿。

医生：你分两步，第一步在一楼交钱，把心电超声做了；第二步去看看骨科。

患者：现在不肿，还能看出来吗？

……

例 32：

……

→医生：你可以这样，先做个血常规，再往消化系统这边
查。你要是查的话，[就得——

→患者：[胸口这里面疼啊。

……

例 31 和例 32 的打断也发生在医生布置检查任务阶段。在例 31 中，
患者打断医生是希望通过进一步描述症状来引起医生的关注。在例 32
中，医生的话语在语法形式上并没有结束，话轮也未到达 TRP，因此患
者在这时发起话轮有打断的意图。虽然患者此举与医生的话轮发生了重
叠，但已实现了通过进一步描述症状得到全面检查的目的。

例 33：

……

医生：那叫心脏 CT，也不是一般的 CT-，是 CTA。

患者：哦。

→医生：做这个 CTA 得两千多块钱，是看心脏血管有没
有 [堵塞——

→患者：[看血管？

医生：看血管有没有堵塞、狭窄啥的。

患者：哦。

……

（注："-"表示话语突然停止）

在例 33 中，医生的话语在语法形式上也没有结束，话轮也未到达
TRP，所以患者此刻发起话轮也具有打断意图。患者通过打断表达了对

医生建议的检查方式的认同。

例 34：

......

医生：上午都排满了。

患者：那上午你还做吗？

→医生：还做，但我得 10 点半以后上去，排了 [8 个人。

→患者：[我都没吃早饭，给做了吧。

医生：你上午肯定做不上了。

患者：给我加一个呗。

医生：不是，它这个镜子主要涉及消毒。

患者：我昨天来交好款，今天上午就能做上了，是吧？

医生：对。它这个镜子主要涉及消毒。

患者：好吧。那我下午排第几号？

医生：你先去交款，然后上去排着吧。

医生：它做得快，最慢到下午 2 点也就完事儿了。

患者：谢谢。

医生：你先去交钱，然后如果实在饿得受不了了，就喝点儿水，吃点儿糖块儿也行。

患者：我还是饿着吧，能挺住。

医生：行。

患者：好了，谢谢你！

医生：没事儿。

在例 34 中，医生的话语在语法形式上也是没有结束，话轮也未到达 TRP，所以患者此刻发起话轮同样具有打断意图。患者急于打断医生的话语是为了表示自己没有吃早饭，完全符合做胃镜的条件，并希望上午就能做上；在后续话轮中，患者打断医生的目的得到了进一步证实。可见，患者是在利用打断来为自己争取利益。

综上可知，患者打断医生往往集中在问诊阶段和布置检查任务阶段，其目的主要有五个：一是争取话语权，提出自己的疑问；二是进一步描述症状，使医生全面考虑；三是避免医生的赘述；四是对医生的意见表达认同；五是争取自己的利益。不过总的来看，患者打断医生的频率要远小于医生打断患者，这也在一定程度上反映了患者对医生的尊重和对医疗机构权威性的认可。

（五）医患会话中的停顿

按照话轮转换规则，说话人在 TRP 的沉默分为两种，一种称为"整轮沉默"（turn silence），另一种称为"轮间沉默"（inter turn）。在 Non-TRP（非转换相关位置）的沉默称为"轮内沉默"（within turn），也称"停顿"。整轮沉默是具有归属性的沉默，因意义丰富而成为研究的重点。相较而言，关于轮内沉默（停顿）的研究则较少。下面笔者从医患会话的角度对停顿进行初步探讨。

研究语料可以发现，停顿在医患会话中较为常见，其主要作用是为重新组织语言争取时间。

例 35：

……

→医生：对呀，你现在已经减量了，减到三分之二了。你过三天（.）三天吧，再来查个凝血看看。

患者：哦。

……

→医生：没事儿，你把它摁住了。要是血一直不停地出，你就把药停（.）一天到两天。你现在已经把药量减到三分之二了，过三天再来查凝血项。

患者：哦。

……

在例 35 中，医生先是利用停顿思考具体需要多长时间，然后再给出准确的医嘱。

例 36：

……

→患者：可能是走急了吧，好（.）好像肺子里的气儿（.）不够用似的。

医生：嗯，你来对了，这就是我们科看的病。

……

例 37：

……

医生：那糖尿病呢？

→患者：糖尿病（.）不知道。

……

在例 36 和例 37 中，患者都是利用停顿来思考医生的问题，然后再给出准确的信息。

（六）医患会话中的反馈项目

正如前文所说，反馈项目及其缺失会对会话造成影响。不过对于反馈项目的界定，学界仍存在分歧。例如，Duncan 和 Niederehe（1974）认为，反馈项目应包括听话人对说话人话语的补充、澄清、评论及重复等；而 Sacks 则把其排除在外。再如，黄衍（1987）将听话人与说话人的协同合作视为听话人反馈信号中的一部分；而刘虹（2004）则认为，反馈项目的特征之一是在内容上不提供新的信息。下面探讨一下医患会话中的反馈项目。在此，笔者将会话双方的协同合作当作一个考察点归入反馈项目。

语料分析结果表明，在医患会话中，患者对医生话语的反馈项目多于医生对患者。值得注意的是，医患会话中的反馈项目大都比较简短，而且也几乎没有抢夺话轮的意味。

例38：

……

医生：你这是个少见病。

→患者：（笑）

医生：上次让你做的是——

患者：上次做了个心电。

……

例39：

……

医生：再做个超声，看看胆。

→患者：嗯。

医生：生化呢？

→患者家属：嗯。

医生：那行。

患者：肝和胆哪？

医生：肝胆脾胰。好，你一块儿去交钱，完了一块儿上去做。

→患者：行。

……

在例 38 和例 39 中，患者和患者家属分别使用副语言（笑）以及"嗯""行"这些表示聆听的简短语言对医生的话轮进行反馈，表示自己在认真听并同意医生的说法，从而确保了会话的顺利进行。

二、话轮设计

（一）日常会话话轮设计

会话分析从源头上来说属于社会学范畴，然而随着会话分析被纳入语言学的研究视野，一些新的关注点出现了，如话轮设计等。

话轮设计主要研究话轮的构成单位和语法界面。早期的研究认为，构成话轮的基本单位可以是一个词、词组或句子，形式上的特征并不重要。（Sacks，Schegloff，Jefferson，1974）后来，一些语言学家开始关注会话中的语法现象，其中最著名的是美国西海岸的功能语言学流派。他们认为话轮首先被包裹在语调单位中，然后被进一步组成语义单位或语用单位。那么，话轮的构成单位究竟是什么？话轮何时开始又何时结束？当前话轮的构成单位与之前和之后话轮的构成单位之间又是什么关系？Ford 和 Thompson（1996）对部分问题做出了解答。他们发现，话轮转换的位置大多出现在语用、语调、句法三者都结束的汇合处。换言之，语用、语调、句法一起协调工作才能决定话轮的开始和结束。需要指出的是，由于句法的结束并不以语用、语调的结束为前提，因此句法结束本身不能准确预示话轮的转换。

（二）医患会话话轮设计

机构性话语的话轮设计主要受语用的影响，而且与所处的机构性语境和所要实施的行为有关。在机构性会话中，由于交际双方的机构性知识掌握程度不对等，或者说差距很大，所以要顺利完成会话和实现会话目标，进行话轮设计是非常必要和重要的。

在医患会话中，医生的话轮设计能够表明其对患者先前话语的理解，同时也会对患者之后的话语和行为产生影响。比如，医生在向患者提问时，话轮设计就应以考虑患者感受并使患者给出正面回答为目的，避免引出负面回答。以询问患者家族病史为例，医生既可以问"你爸爸还在吗？"也可以问"你爸爸死了吗？"虽然医生的询问意图相同，但对于前者患者可以肯定地给出正面信息，后者则需要患者通过否定负面信息来给出正面信息。更值得重视的是，两者会引发患者不同的心理反应和感受。

但在有些情况下，医生并不对提问进行优化处理，这针对的主要是不健康生活习惯等。（如例40、例41所示）比如，医生会用"你抽烟吗？"而不是"你不抽烟，对吧？"来提问。这样的话轮设计是为了促使患者对于自己的不健康生活习惯给出肯定回答，避免隐瞒，从而为医生做出正确诊断提供保障。此外，对于没有不健康生活习惯的患者来说，这种提问方式也不会引起反感，因为患者可以通过否定回答来表明自己拥有健康的生活习惯。

例40：

……

医生：有没有高血压、糖尿病？

患者：血压有点儿高。

医生：糖尿病呢？

患者：糖尿病（.）不知道。

医生：血压平时控制得咋样？

患者：血压90多吧，低压。

医生：高压呢？

患者：高压 140 左右。

→医生：吸不吸烟？

患者：不吸烟。

……

例 41：

……

医生：以前有没有高血压？

患者：我血压不正常。

医生：不正常啊？

患者：有时高，有时低。

→医生：抽不抽烟？

患者：抽烟。

医生：每天抽多少？

患者：原先抽 30 多根儿，现在抽 10 来根儿。

医生：今年多大岁数？

患者：62。

……

当然，有时医生也会根据经验和判断来对提问进行话轮设计。比如，如果医生较为肯定地认为患者没有某种不健康生活习惯，就会对提问进行优化处理。（如例 42 所示）

例 42：

……

→医生：不吸烟吧？

患者：不吸。

医生：头晕的事儿，一个跟心脏有关系，一个跟神经有关系。(3秒) 心律快不快？吃饭了，是不是？

患者：没吃。

……

在诊疗的开始阶段，医生对提问的话轮设计常常是基于自己对病人诊疗目的的预断。（Robinson，2006）比如，"今天感觉怎么样？""最近还行？"等，预示患者是来复诊或进行常规检查的；"你怎么了？""你哪儿不舒服？"等，预示患者是来初次就诊的。（如例43、例44所示）

例43：

→医生：来，进来。你怎么了？

患者：现在就是这儿 (.) 前胸后背都疼。

医生：几个小时了？

患者家属：2点，他说下午2点多开始疼的。

……

例44：

……

→医生：来，坐这儿 (.)，她怎么了？

患者家属1：她——

患者家属2：牙出血。

患者家属1：她做过心脏手术，换瓣，[这两天吃完了×××之后牙就出血。上午在急诊那儿做的凝血酶。

……

— 43 —

对于复诊患者，医生通常会采取其他话语形式展开医患互动。

例45：

→医生：（微笑）这个小朋友好像是我的病人。

患者：［上星期来的。

医生：［是不是？

患者：嗯。

→医生：咋样，这两天？

患者：还是（.）没啥感觉，在家测心跳基本都是70
左右。

......

在例45中，医生先用陈述性话语表明患者曾来就诊过，并用提问进一步予以确认，从而构建了亲切的互动氛围。然后，通过"咋样，这两天？"与复诊患者展开了医患会话。

值得强调的是，不只医生会对自己的话轮进行设计，患者同样也会如此。比如，有时患者在向医生介绍自己的症状时，会使用陈述而不是提问的形式，从而既解释了自己就医的原因，又为医生的进一步询问提供了话题。（如例46、例47所示）

例46：

......

医生：现在还不行，是吧？

→患者：嗯，现在就是头晕（.）还有气短。在外面的时候还不觉得咋样，就是在家里的时候严重。

······

例 47：

医生：你怎么了？

→患者：我走个 10 来分钟，快走，这地方（.）就觉得上
不来气儿。

······

可见，患者通过避免明确表达自己的诉求，将会话的主动权迅速还
给了医生。

三、相邻对和选择等级

（一）相邻对

在会话中，一些话轮总是会同时出现，如提问 – 回答、邀请 – 接
受/拒绝等。这些相对出现的话轮使日常交际变得相对简单，也在某种
程度上避免了不同会话风格（conversational style）造成的误会。针对这
种言语现象，Schegloff 和 Sacks（1973）提出了相邻对这一概念。他们
认为相邻对是两个言语序列，而且具有如下属性：一是相邻；二是由不
同的说话人发出；三是类型化。同时，他们还提出了相邻对的使用原
则：首先，要准确识别相邻对的第一部分；其次，在第一部分可能结束
处，当前说话人必须停止说话，下一说话人开始说话，而且必须说出相
同类型的第二部分。

随着研究的不断深入，研究者发现相邻对并不总是紧挨在一起，有
可能被其他言语序列所隔开，Schegloff（1972）将这样的序列称为"插
入序列"（insertion sequences）。插入序列可能因突发紧急情况而出现，

也可能因修正会话而产生。插入序列多出现在相邻对的第一部分与第二部分之间或者第二部分之后。相邻对两部分之间的插入序列既可以是对第一部分实际或潜在的误听误解做出的修正和澄清，也可以是为了获得进一步的信息而发出的请求。相邻对第二部分后的插入序列可以起到对实际或潜在的误解进行修正和澄清，或者对第二部分表示认可、加以扩展等作用。

相邻对的属性决定了只要第一部分出现，不管隔多远，它所具有的预示力都会对第二部分产生影响。Schegloff（1972）用制约性相关（conditional relevance）来描述相邻对两部分之间的关系，即如果第一部分出现，那么第二部分的出现就与第一部分相关。但有时由于受到其他会话序列的影响，第一部分出现后，第二部分并没有出现。这种相邻对第二部分的缺失一般被视为重要的缺失，具有特别的意义，可用来推测交际者的行为和动机。比如，交际中的一方如果提出了不符合社会规范的要求或说出了不适当的言语，那么另一方可能就会选择不给出第二部分，以此暗示对方所说的话是不合时宜的，但为了维护对方的面子，自己假装没有听见。

此外，于国栋、郭慧（2020）认为，相邻对不仅是一种结构的关系，更为重要的是，它还体现了一种社会规范。例如，交际中的一方给出第一部分后，若另一方不能给出准确的第二部分，则其通常也会以不同类型的回应来满足相邻对结构及其背后的社会规范。

（二）选择等级

在相邻对中，第一部分通常会预示第二部分，如邀请的第二部分可能是接受或拒绝。这说明在结构上类似的回应选择具有内置的等级。对此，Levinson（2001）研究指出，在相邻对中，与第一部分配对的若干第二部分在地位上并不完全对等，而是存在着选择等级（preference organization）。换言之，有的第二部分是合意的（preferred），有的是不合意的（dispreferred）。例如，对于邀请来说，合意的第二部分是接受，不合意的则是拒绝。这里所说的合意，并不是指说话人心理或感情上的主观倾向，而是指可以被观察到的会话的区别性特征，即由社会性决定的会话的结构特征。Levinson（2001）认为，这同语言学中的标记（markedness）非常接近。语言学的研究结果表明，在言语输出的过程中，人们遵循的原则是尽量避免不合意的行为，即那些通常以标记性的样式出现的行为。

在相邻对中，合意的第二部分往往都是直接、及时、简洁的，而不合意的第二部分则比较复杂。Levinson（2001）归纳了不合意的第二部分的一些标记性特征：

第一，出现前有延迟（delay），具体表现包括：发话前停顿、使用补救引发语或插入序列等。

第二，使用各种开端语（preface），如"嗯""好吧"等，表示象征性的同意、感谢或道歉，使用限制语，表现出各种形式的犹豫或踌躇，进行自我修正，等等。

第三，说明、解释为什么合意的第二部分没有出现。

第四，表示拒绝时在形式上可以与第一部分配对，但比较间接和委婉。

Yule（2000）也对不合意的第二部分的标记性特征进行了总结。（见下表）

序号	如何给出不合意的第二部分	例子
1	表现出延迟、犹豫	说话停顿；发出"哦""啊""呀"
2	使用开端语	"好吧""噢"

续表

序号	如何给出不合意的第二部分	例子
3	表示怀疑	"我不确定""我不知道"
4	表示象征性的同意	"不错嘛""我愿意"
5	提及责任	"我必须做这件事""大家都让我做这件事"
6	请求理解	"你瞧""你知道"
7	避免个人化	"除此之外的每个人"
8	给出解释	"工作量太大了""没有时间了"
9	使用缓和语	"确实是""几乎全部""有点"
10	避免正面否定	"我看不一定""不太可能吧"

例48：

A：Could you help me move tomorrow morning？（明天早上你能帮我搬家吗？）

B：Well，er，let me see，I have to take Cindy to nursery school and take my mother-in-law who just has broken her arm to the doctor，and Fred my handyman is coming over to fix the attic window. So，couldn't we make it some other day，perhaps，or does it have to be tomorrow？（好吧，呃，让我看看，我得送辛迪去幼儿园，我婆婆弄伤了她的胳膊，我得带她去看医生，勤杂工弗雷德明天要来修阁楼的窗户。所以，我们不能改天吗，也许，或者一定是明天吗？）

在例48中，我们看到了较为复杂的不合意的第二部分。在会话中，说话人使用了开端语（好吧）、表示犹豫的话语（呃）、表示自己郑重考虑的话语（让我看看），然后提及责任（我得）、给出了解释，并请求改天。可见，说话人借此表明了拒绝对方并不是自己的本意，只是由于有一些自己无法控制的事情。

从上面的探讨中可以发现，选择等级对相邻对第二部分的构建会产生较大影响，但是这种影响并非仅限于第二部分。也就是说，选择等级对第一部分的构建也具有一定的影响。例如，有的时候说话人之所以会在会话中采取深呼吸、延长个别发音以及话轮之后短暂停顿等方式向听话人提供很多其能给予合意的第二部分的信息，往往是因为听话人延迟给出合意的第二部分。也就是说，面对这一情况，说话人不得不不断地对自己的话语结构进行修正。

总之，就选择等级而言，肯定的回应通常都是合意的第二部分，否定的回应则是不合意的第二部分。

为了避免不合意的第二部分出现，人们有时会使用前序列（pre-sequences），它包括前邀请（pre-invitations）、前要求（pre-requests）和前宣称（pre-announcements）等。

前序列的运用规则主要涉及话轮地点（turn location，以下简称 T）和位置（position，以下简称 P）两个因素。Schegloff 等人（1977）指出了话轮地点与位置之间的区别。前者是指从第一个话轮开始，按照纯粹序列位置进行计数；后者是指第二个位置是对先前话轮的回应，但不必与之相邻。正因如此，相邻对的第二部分可能会由于两个话轮之间插入了插入序列而出现在第四个话轮，但实际上它是第二个位置。下面概括介绍前序列的运用规则。

第一，如果 T2（P2）给出了满足前提条件的回答，那么前序列适用以下规则：

话轮地点和位置情况：

T1（P1）——用来验证某些前提条件是否满足的提问，这些前提条件保证了 T3 中某种行为的实现；

T2（P2）——给出满足前提条件的回答，经常伴有延伸至 T3 的问题或要求；

T3（P3）——符合预期的行为，以 T2 的放行信号为条件；

T4（P4）——对于 T3 中行为的回应。

话轮分配原则：A（一方）向 B（另一方）说出 T1 和 T3，B 向 A 说出 T2 和 T4。

第二，如果 T2 没有给出满足前提条件的回答，那么上述进程将会终止，下面的规则将被实施：

T1——用来验证某些前提条件是否满足的提问；

T2——给出无法满足预期行为前提条件的回答；

T3——抑制预期的行为，通常伴有在 T3 本应发生的行为的解释说明。

例 49：

甲：你明天晚上有时间吗？（前邀请）

乙：我得加班。（终止信号）

甲：我还寻思请你吃饭呢。（解释说明）

在例 49 中，甲的本意是要对乙发出邀请，但乙的回答使甲意识到自己的邀请不可能得到合意的第二部分，即乙接受邀请，于是不再继续邀请的话轮，而是对预期发生的邀请行为进行了解释。

例 50：

病房主任：你忙吗？（前要求）

实习医生：不太忙。（放行信号）

病房主任：跟我去查房？（要求）

实习医生：好的。（接受）

例 51：

病房主任：你忙吗？（前要求）

实习医生：不好意思啊，主任。王院长急着要这份报告。有事儿吗？（终止信号）

　　病房主任：本来想让你和我去查房。没事儿，你先忙吧。（解释说明）

　　从例 50 和例 51 可以看出，前要求避免了不合意的第二部分的出现。如果前要求得到满足，就可以保证说话人的实际要求获得预期的结果；如果前要求没有被满足，那么说话人就不必再提出实际的要求，以免招致不合意的第二部分。此外，从"不好意思啊"也可以看出，实习医生道歉的目的不只是因为自己很忙，更是因为自己没法满足病房主任的要求。

　　对于说话人而言，前宣称的使用，如"你听说……的事了吗"等，既可以避免因听话人已知晓自己即将讲述的事情而造成赘述，也可以避免自己的讲述在可能的话轮转换位置被打断。

　　值得注意的是，在日常会话中有一些话轮之间的联系并不像相邻对那么紧密，即并不要求第二部分必须出现，但若某些第二部分出现的话，也是恰当的。Pomerantz（1978）将这种情形称为"行为链"（action-chains）。学者研究发现，选择等级不仅会对相邻对产生强有力的影响，而且对行为链也具有限制的作用。

（三）医患会话的相邻对及选择等级

　　通常情况下医患会话是围绕一个基本的相邻对展开的，这个相邻对就是"患者陈述病情-医生做出诊断"。而且为了保证医患会话的顺利进行，在这个相邻对之前会使用前序列，在中间会插入多个插入序列。分析收集到的语料可以发现，医生多使用前序列来核实患者的身份，询问患者的症状，以保证医患会话的针对性，并避免出现实际就诊的患者与挂号的患者顺序不相符的情况。在上述相邻对中插入的插入序列往往也由多个相邻对组成，其内容（患者的年龄、既往病史、不健康习惯、相应检查要求等）和数量会受到就诊科室、就诊情况等语境的影响。

随着网络的普及和人们医学知识的增长，有很多患者来医院就诊前已经基本假定了自己患有某方面的疾病，因此在"患者陈述病情--医生做出诊断"这个基本相邻对中，合意的第二部分往往就是医生的诊断与患者的假定一致。

例52：

......

医生：你有什么事儿？

患者1：你好！我前几天做了个检查，今天才出结果——

医生：你先出去等一会儿，等这个号完了的。

医生：（对患者2）没啥事儿，正常。

→患者2：没事呀？正常啊？

医生：对。

医生：（对患者1）你怎么了？

→患者2家属：问题是她咋老出汗呢？

医生：出汗跟心脏关系不大。

→患者2家属：跟心脏关系不大呀？

医生：（对患者2）你那血管都没事儿，挺好的。定不了——

→患者2：定不了？

医生：冠心病啥的都定不了。

患者2：没有最好了。谢谢！

医生：不客气。

例53：

......

医生：没啥事儿。

→患者：没什么事呀？

医生：对，都没啥事儿。

→患者：那这块儿经常不舒服是——

医生：那不一定是心脏来的。

→患者：我是不是得找心理医生看看哪？

医生：去看看吧。

患者：嗯。

医生：楼上就有心理医生，但你得预约。

患者：好。(3秒)

患者：谢谢你呀，大夫！

医生：别客气。

(患者返回)

→患者：这块儿以前我也看过，他们都说有一个叫什么

(.)心脏神经症啊？

医生：嗯。

→患者：那（.）他们说也有这个可能啊。

医生：心脏神经症说白了就是焦虑症，跟心理疾病有关。

患者：哦，谢谢大夫！

医生：没事儿。

例54：

……

医生：没啥事儿。

→患者：没啥事儿呀？

医生：看彩超没事儿。

→患者：没事儿呀？谢谢大夫！

(患者家属回来)

→患者家属：那他们说的那个左（.）左——

医生：不用管。

→患者家属：啊？

医生：不用管那个。

→患者家属：没事儿呀？

医生：到了一定年龄都有。

→患者家属：都有这样的？

医生：对。

患者家属：那就放心了。谢谢大夫！

例55：

……

患者家属：大夫，她这个胳臂没事儿，那心脏病——

→医生：也没啥事儿。

→患者：也没啥事儿呀？

医生：（对患者）[你去看看风湿免疫科吧。

患者家属：[大夫——

患者：嗯，明天早上去吧。

医生：上风湿免疫科看看为啥肿了。

患者家属：对呀。

→医生：去吧，风湿免疫科。

→患者：[这都——

→医生：[这都没事啥事儿。

→患者：那这回我就放心了。

医生：（对患者家属）你去看看现在能不能挂上号，风湿
免疫科。

患者家属：他们说得明天早上了。

患者：今天一天都没有了？

患者家属：今天都没了。

医生：哦，那就明天早上吧。

患者：中午来的时候，我就是挂下午的号。

医生：去吧。

患者：那谢谢大夫了。

→患者家属：这上面写的也没啥事儿呀？

→医生：这是功能障碍，没事儿。年龄大的人都有。

→患者家属：都这样式儿的？

→医生：都这样式儿的。

患者家属：哦，那就好。谢谢大夫！

患者：谢谢大夫！

医生：没事儿。

例 56：

……

医生：就是胆囊炎，没啥问题。

→患者：但是现在（.）我跟你说一个情况，已经将近一个多月（.）两个月了，就是这个位置——

医生：哦。

→患者：天天晚上，睡觉之后吧，这儿就疼，反正不舒服。每天都这样。他们说胃是没有事儿，这上面写的——

医生：没啥大事儿。

→患者：没啥大事儿呀？那吃点儿什么药啊？

医生：你吃点儿××或者×××，[这个睡前吃——

患者：[这俩我都吃了。睡前继续吃××？

医生：对。

→患者：这俩我都吃了，也没有什么效果呀。

医生：没有效果就不用治了，那就是心情的事儿，压力大，焦虑、抑郁。

　　→患者：这上面写的是什么？

　　医生：这些检查都没事儿，根本不用考虑。

　　→患者：不用管？

　　医生：对。

　　→患者：白天还没事，就是一到晚间——

　　医生：对呀，晚间没有别的事儿，你就开始瞎琢磨了。

　　……

从例52到例56可以看出，当医生给出无病诊断或不符合患者预期的疾病诊断时，医生给出的第二部分对于患者而言就是不合意的。于是，患者会在之后的会话中或者通过重复医生的话语反复进行印证，或者通过进一步描述症状加以质疑。此外，有时患者和患者家属还会重新返回打断医生与其他患者的会话，再次描述症状或对报告单上不理解的地方进行询问，以试图反复印证医生给出的无病诊断。这同样证明了无病诊断或与患者预期不符的诊断对于患者来说是不合意的。

与日常会话不同，医生给出的不合意的第二部分通常都是非常简洁的，但在患者（包括患者家属）不断质疑的后续话轮中，医生就不得不花费更多的精力加以解释。

　　例57：

　　患者：大夫，今天出了个病理——

　　医生：那就烧下去吧。[有息——

　　→患者：[有息肉，是吧？

　　医生：对。

　　→患者：那息肉是良性的吧？

　　→医生：良性的。良性的也得烧，要不然大了，容易破了出血。

　　→患者：哦。

　　医生：烧也简单，把息肉一烫就行了。

　　患者：上哪儿烧去？

　　医生：得上总院。

　　患者：得上总院去烧？

　　医生：对。到了总院，你去那个门诊的二楼四诊室找×老师，让他处置就行。

　　患者家属：需要住院吗？

　　医生：可能得办个住院手续。

　　→患者家属：哦。

　　······

　　例58：

　　······

　　医生：你这就是胃炎。

　　患者：是胃炎哪？

　　医生：对。没事儿，可能就是胃肠的动力不好。

　　→患者：哦。

　　医生：你要是吃药的话，可以吃点儿×××加××。

　　→患者：你给我写上吧。

　　医生：（动笔写）吃一阵儿这个药，观察观察。得连续吃，吃一周到两周。

　　→患者：吃一周到两周，不行再过来换一下药？

　　医生：对。别有顾虑，没啥事儿。

　　······

　　例59：

　　······

医生：他这早搏还真挺多。

→患者家属：那咋整啊？

医生：再吃两天×××，吃长效的，一天一次。再加上××，这早搏也太多了！

→患者家属：嗯，这就是治早搏的吧？

医生：对。他体重多少？

患者家属：他体重倒是正常，不胖，和我差不多，能有一百五六十斤吧，不算胖。

医生：行，就吃这些。

患者家属：得吃多长时间？这个得吃多长时间？

医生：吃一周左右吧，完了再戴那个holter，看看（早搏）减少没。

→患者家属：嗯，我得记下来，可别再忘了，因为我明天走。那这个××××呢？

医生：这个就长期吃吧。

患者家属：这个长期吃？

医生：对。

→患者家属：那好。

……

在例57至例59中，医生给出了合意的第二部分，即医生的诊断与患者的假设一致。所以，从患者或患者家属的会话在言语形式上较为简洁也可以看出，患者或患者家属对医生的诊断立刻表示接受。这样一来，医生就只需在后续话轮中对治疗方式进行简单介绍，而不用再对诊断过程及依据加以解释。

当医生想在插入序列中提出患者可能不愿接受的检查建议时，给出的第一部分会相对比较委婉；当患者给出不合意的第二部分，即拒绝进行该项检查后，医生通常会使用后续话轮来解释该项检查的必要性，以促使患者接受建议。

例60：

……

→医生：那个硬疙瘩叫"剑突"，是个软骨，每个人都有。你要是不放心就去做个胃镜。

患者：胃镜？

医生：对。

→患者：没有那个——做胃镜不是遭罪吗，没有比做胃镜好点儿的吗？

→医生：哪有比胃镜看得清晰的呀？

→患者家属：做B超不能看吗？

→医生：那肯定看不出来，就是白做。

患者：现在可以做吗？

医生：胃镜得10点钟以后做。

患者：10点以后？

医生：对。

患者：做胃镜是不是挺遭罪呀？

医生：对。

→医生：其实你做个胃镜就行，里头有事儿没事儿你看看就知道了。

→患者家属：那就做一个吧。

……

例61：

……

医生：它也可能是个反流性的食道炎症。你晚上睡觉有呛醒的时候吗？

患者：那没有。

→医生：做个胃镜啊？

患者：胃镜？

医生：对呀。

→患者：那就做一个吧。做胃镜挺遭罪吧？不做（.）不做也不行啊。

→医生：会有点儿恶心，还行吧。

→患者：是不是？不过（.）还是做一个吧。

……

例 62：

……

→医生：做个胃镜吧。

患者家属：胃镜还是插管的那种吗？

医生：对。

患者家属：那太难受了！

患者：没事儿吧？

→患者家属：做彩超不行吗？

→医生：彩超白做，看不了食管和十二指肠。

（3 秒）

→医生：不想做胃镜就喝钡粥、做钡透，它清晰程度是胃镜的 80%。

患者家属：还是胃镜清晰度好，是不是？

医生：对。

……

从例 60 至例 62 可以看出，由于医生已经意识到胃镜这种检查手段被大多数病人所抵触，但又是必需的选择，所以在给出第一部分时就比较委婉：要么是"你要是不放心就去做个胃镜""其实你做个胃镜就行"这样站在患者角度考虑的，要么是"做个胃镜啊""做个胃镜吧"这样加上"啊""吧"以缓和语气的。同时，鉴于患者给出的第二部分表现出了某种犹疑，医生便使用后续话轮进一步解释了胃镜检查的必要性，而患者听后也都接受了医生的建议。

四、会话的衔接与连贯

Stubbs（1983）区分了会话的衔接（cohesion）与连贯（coherence），他认为衔接处理的是表层语言形式之间的关系，连贯反映的则是交际行为之间的关系。Mey（2001）认为，衔接建立了句法项目之间的局部关系（local relations），而连贯处理的则是人们通过言语行为想要表达的整体意义（global meaning）；话轮的局部序列可以实现大多数会话的衔接，并在会话构建以及话语的含义表达和功能实现方面发挥重要的作用，但是序列本身并不能保证连贯的实现。

有些会话具有很好的衔接性，但不具有连贯性，如医生有意引导下的与精神分裂症患者之间的会话。相反，有些会话似乎不具有衔接性，但却具有很好的连贯性。

Tsui（1991）提出了会话的连贯性原则（coherence rule）：一个话语要成为前一话语的连贯性序列，就必须实现前一话语的言外之意，或者表达出前一话语的前预设（说话人在说话前假设的事情）。他还认为，对于该原则的违反会导致不连贯的话语，但若人们能够在语用环境中为其找到恰当的序列，则会认可其具有连贯性。

此外，相邻对对于实现会话的连贯性也具有不容忽视的影响，因为人们通过相邻对的第一部分可以预期第二部分。然而，相邻对只是连贯性序列的一种形式，并非所有的连贯性序列都需要相邻对来界定。

例 63：

A：What's the time?（几点了?）

B：

（a）Twelve noon.（中午 12 点。）

（b）Time for coffee.（到喝咖啡的时间了。）

（c）I haven't got a watch, sorry.（对不起，我没戴表。）

（d）How should I know?（我怎么知道?）

（e）Ask Jack.（问问杰克。）

（f）You know bloody well what time it is.（你明明知道现在几点了。）

（g）Why do you ask?（你为什么要问?）

（h）What did you say?（你说什么?）

（i）What do you mean?（你什么意思?）

在上述回答中，只有（a）严格遵循了相邻对所要求的衔接与连贯标准，其他回答虽然没有严格遵循，但在某些语用环境中同样具有意义和连贯性，这主要是因为它们表达了会话双方在某些语用环境中普通的前预设。

五、修正机制

（一）日常会话的修正机制

所谓修正机制，最初是指当话轮转换发生问题时采取一定的措施进行补救，后来涵盖了对会话中出现的各种问题的补救，包括口误、没有听清、误解以及话语内容上的错误等。此外，有时修正也可以作为一种会话策略，如通过自我修正来获取更多思考的时间或阻止他人在即将到来的 TRP 处插入话轮。

修正可以由说话人自己也可以由听话人来完成，但还是说话人自己进行修正最为恰当。修正机制主要有四种类型：第一，自我引导自我修正，指的是发出修正对象的说话人自己引导和实施的修正。这类修正在包含修正对象的话轮中出现的频率最高，在包含修正对象的话轮与下一话轮的转换处出现的频率次之。第二，他人引导自我修正，指的是发出修正对象的说话人在他人的要求下进行的修正。这类修正出现的频率低于前一种。第三，自我引导他人修正，指的是发出修正对象的说话人自己要求但由他人来完成的修正，第四，他人引导他人修正，指的是说话人发出的修正对象被他人发现并完成的修正，这类修正出现的频率最低。

自我引导自我修正的表现形式，包括话语片段的替换、插入、删除或重组，并伴有某些标志性特征，如喉塞音、声音的延长等。自我引导自我修正具有较高的选择等级，因此当这种修正需要出现但尚未出现的时候，下一说话人通常会采取延迟开启话轮的方式来给予说话人修正的机会，或者给出下一话轮的修正引导（NTRI，即 next turn repair indicator 的缩写），让说话人进行自我修正。

他人引导自我修正通常出现在第二个话轮中，听话人会向说话人发出问句、反问句，如"谁?""什么?""你说的不是×××吗?"等，或者听话人要求说话人重复问题项，如"重复一遍呗，没听清"等。

在他人修正（不管是自我引导他人修正或是他人引导他人修正）中，修正者通常都会使用类似"我的理解是……"这样的调节性话语和"你是说……"这样的开端语，或者其他带有标记性特征的话语。

Jefferson（1983）认为，在他人修正中选择等级更倾向于嵌入式修正（embedded），而不是外露式修正（exposed）。所谓嵌入式修正，是指当自我修正失败时，他人既不立刻予以修正也不使用 NTRI，而是等到自己的话轮自然来临时，再用正确话语替换错误话语的一种隐蔽式修正。这种修正与直接指出错处相比更易为对方所接受。

总之，修正机制对于维持话语的有序性是非常重要的，一旦出现理解性的问题，修正机制就会立即启动，以尽快恢复会话的秩序。

（二）医患会话的修正机制

医患会话的修正机制主要有医生引起的修正和患者引起的修正两种类型。前者包括医生引导自我修正和医生引导患者修正，后者包括患者引导自我修正和患者引导医生修正。

1. 医生引起的修正

从会话位置来看，医生引起的修正还可以分为会话开始阶段修正、给出检查方式阶段修正、诊断阶段修正、治疗建议阶段修正等。

（1）医生引导自我修正

例 64：

……

→医生：有本儿吗？（.）病本儿。

患者：没本儿。

……

例 64 的医生引导自我修正发生在会话开始阶段。医生通过词汇的具体化，即把广义的"本"具体为"病本"，修正了自己的提问。

例 65：

……

医生：你去做个心电图吧。心电彩超以前做过吗？

患者：以前都做过。

→医生：没事儿？（2秒）有没有事儿，心电彩超？

患者：没事儿，就说是心动过速。心跳得快，大概120下。

……

例66：

……

医生：×××，怎么难受了？

患者：腹部这块儿吃完饭老是胀乎乎地难受，就这块儿。胆囊原来有多发息肉。

……

患者：哦。那个胃检查需要做什么呀？

→医生：你没有太大症状，是不是？

患者：没有，就是早上起来有点儿难受。

医生：那你做个（.）钡透啊？胃镜我觉得你够呛能接受——

患者：钡透就是喝钡粥那个，是不是？

医生：对。

……

例65和例66的医生引导自我修正主要发生在问诊阶段。在例65中，医生将"没事儿"修正为"有没有事儿"，旨在避免患者顺着医生的话给出"没事儿"这样的肯定回答，从而影响接下来的诊断。在例66中，医生的修正是在初步了解了患者症状后给出的初步诊断，即患者的问题不大。另外，从医生在后续话轮中建议患者做相对温和的钡透而不是胃镜，也可以证实医生这样修正的原因。

例 67：

……

医生：你做一个肝功五项吧。

患者：200 块钱？

……

→医生：你做过彩超吗？

患者：没有。

医生：那彩超你做一下吧。这个五项化验是 187 块钱。

患者：就是彩超加化验呗？

医生：不是，不包括彩超，就是我说的肝功五项。

患者：187。200 那个是啥？

医生：不，不是。我以为是 200，其实是 187 块钱。

患者：行。就抽一管血呗？

医生：对。

患者：抽一管血就化验五项，是不是？查甲乙丙肝。

医生：对。

患者：下午取单子，是吧？

医生：对。

患者：行。

→医生：你做不做那啥呀？肝彩超，你做吗？

患者：那个不做了。

医生：不做了？

患者：我就做个肝功。

……

例 68：

……

医生：要不你做个 64 排得了，看看 [到底是什么。

患者：[直接（.）做 64 排？

→医生：做 64 排，但（.）挺贵的，得 1000、1500 呢！

患者：行。

……

例 67 和例 68 的医生引导自我修正发生在给出检查方式阶段，而且医生主要是通过搜索进行修正的。关于搜索（search），马文和高迎（2018）认为其通常分为两种，即准确搜索（precise search）和敏感搜索（delicate searc）。对于说话人而言，前者主要用于找寻一时想不起来的确切名字、地点、事件等，后者主要用于寻求敏感程度弱或者攻击性弱的表达方式。需要指出的是，本书收集的语料中所使用的搜索主要为准确搜索。在例 67 中，由于在"你做过彩超吗？"之后插入了关于肝功五项化验价格的话语序列，医生关于彩超的话轮被打断；当医生重启有关彩超的话轮时，由于受到了前面插入序列的影响，医生便使用准确搜索来找寻确切所指，从而完成了自我修正。在例 68 中，医生使用准确搜索进行自我修正，给出了准确的价格，以便患者根据自己的实际经济状况进行选择。

例 69：

……

→医生：头晕的事儿，一个跟心脏有关系，一个跟神经有关系。（3 秒）心跳快不快？吃饭了，是不是？

患者：没吃。

……

例 70：

……

→医生：这样，让他们送你去，从地下走，地下。顺便办完手续，现在办手续的人不多。办完了就让他们推着你上"心内七"。一会儿来拿轮椅呀。

患者家属：有人推呀？

医生：对，有人推。你跟着他们走就行了。

……

例 71：

……

医生：不像心脏的事儿。

患者：不是心脏来的吗？

→医生：有可能是肌肉劳损。

患者：就那一块儿。

……

例 72：

……

患者家属：没事啊？

→医生：到了一定年龄都有。

患者家属：都有这样的？

……

例 73：

……

医生：良性的囊肿问题倒是也不大。

患者：问题不大？

→医生：对。只要它不超过 50 厘米（.）50 个毫米，就是说不大于 5 厘米，超声那个，就没事儿。甲状腺这块儿，还是有很多结节，这个你得去看看。

……

例 69 至例 73 的医生引导自我修正发生在诊断阶段。其中，例 69 是所指出现错误，例 70 是方位出现错误，例 71 和例 72 是话语顺序出现错误，例 73 是计量单位出现错误。在这些例子中，医生都是第一时间意识到了话语逻辑错误，并及时进行了修正。

例 74：

……

→医生：一天三——这是一次的量，150mg，一天吃三次。×××，出去买就行。

患者：行，谢谢大夫！

……

例 74 的医生引导自我修正发生在给出治疗建议阶段，而且医生使用了插入修正。在插入修正中，修正语通常以"插入语+重复阻碍源①"的形式出现。在本例中，医生在阻碍源"一天三"之后，插入了新成分"这是一次的量，150mg"，然后又重复了阻碍源。值得注意的是，即使没有插入成分，这个句子也是完整的，可见选择在此时插入必然有其特殊目的。就本例来说，插入成分用以强调一次用药的剂量，而医生通过插入修正进一步向患者明确了一次用药剂量。

（2）医生引导患者修正

例 75：

……

→患者家属：拿着心电图上总院那边做胃镜，是不是？

医生：对。

---

① 阻碍源是指会话过程中造成交流障碍的因素，通常包括发音错误、选词不准、表述不清等易给听话人造成理解障碍的因素。

患者家属：那好。

→医生：做无痛胃镜。

→患者家属：做无痛胃镜啊？

医生：对。

患者家属：行。

……

在例 75 中，患者家属发出阻碍源，但没有进行修正。对此，医生选择了嵌入式修正，即等到自己话轮第二次到来时，自然地用正确话语进行了替换，从而通过隐蔽的修正澄清了潜在的误解。而患者也欣然接受医生的引导并对自己的话语进行了修正。

2. 患者引起的修正

（1）患者引导自我修正

在患者引导自我修正中，出现最多的是对时间表述的修正。

例 76：

……

医生：那你就回去戴 holter 吧，肇东也有。回去查查吧。

→患者：我下午 4 点（.）4 点多的车。我就在外头坐着，一会儿要是再有早搏的话，你再给我听听，行吗？

……

例 77：

……

医生：也不知道今天能不能戴上，做心电图那屋就能戴。你戴不戴？

→患者：我去年（.）前年戴过一回，完了说我是窦性心律。

医生：哦。

……

例 78：

……

→患者：对，就是半夜。今天半夜 1 点（.）2 点钟来的，来了之后他们说现在也看不了啥，让我白天再来看看。我这也没吃东西呀，就吃了点东西，结果这包就鼓得厉害了。都看过好几个地方了——

医生：你就做个腔镜吧。你恐怕就是那个——当时你害怕遭罪，没做。你就得做腔镜。

……

例 79：

……

医生：有啥症状啊？

→患者：我这一年来（.）半年来吧，就这块儿疼。

……

在例 76 至例 79 中，患者对自己先前的时间表述即刻做了修正，修正位置都在同一话轮中，目的是使语意表述更为准确。其实从"4 点"到"4 点多"、从"去年"到"前年"、从"1 点"到"2 点"、从"一年来"到"半年来"，这些表述更不更改问题并不大，但患者还是选择了修正，可见患者对医患会话十分重视，知道自己应向医生提供准确的陈述。

在患者引导自我修正中还有一种常见的修正，就是动词搭配的修正。

例80：

……

医生：你血脂不高，谁让你吃它的？

→患者：我就感觉吃它——感觉吃它就得劲儿。

医生：谁让你吃这个药的？

患者：自己瞎吃的呗。

……

例81：

……

医生：做个胃镜啊？

患者：胃镜？

医生：对呀。

患者：那就做一个吧。胃镜挺遭罪吧？不做（.）不做也不行啊。

医生：会有点儿恶心，还行吧。

→患者：是不是？不过（.）还是做一个吧。

……

例82：

……

医生：你消化功能始终不太好，是不是？

→患者：但是这几年哪，好像胃没什么感觉了。后来就说我脾不好，脾虚，我就吃中药。还有就是，现在吃点儿（.）喝点儿酸奶，吃点什么东西呀，这不四五年没啥事了嘛。但是今年这块儿好像麻麻癞癞的，就在这块儿。这块儿是什么？

......

例 83：

......

→患者家属：给我做个（.）开个大生化吧。

医生：你也要做个生化？

......

例 84：

......

医生：住院吧，就是做做化验、做做检查。

→患者：啊？得做（.）住多长时间哪？

......

在例 80 至例 84 中，患者在同一话轮内对动词短语中的动词进行了修正，从而使动词短语的搭配更为准确。动词搭配错误多源于患者对后续话语的设计不够或者心情太过紧张。

除了动词搭配的修正之外，名词短语的更正也是一种较为常见的患者引导自我修正。

例 85：

......

→患者：上三（.）一楼啊？

医生：一楼交钱、三楼排队。

......

例 86：

......

医生：晚上休息得好吗？

— 73 —

→患者：有时候好，有时候不好。我这血压你现在就给量一量，我这血压有时候高、有时候低。还有就是，一到下午这时候，三四点钟吧，脑瓜子老是迷糊，眩晕得都不行了。咱家老太太不是有那个血压（.）血压仪嘛！反正一到下午就那什么（.）这血压就不正常。

......

例87：

......

医生：你怎么了？

→患者：我前些日子做那个 C（.）B 超，说我有点儿肝（.）轻微肝损伤，让我来做个肝功检查。

医生：化验？

患者：对对。[那个——

......

在例85至例87中，患者在同一话轮内对名词短语进行了即刻更正，使语意表述更为恰当。

在患者引导自我修正中还有一种比较特殊的现象，即患者有时会在表述没有错误的情况下使用同义短语对先前的表述进行替代。

例88：

......

→患者：我看不良反应是会引起那个心动过快（.）[心动过速。

医生：[那没关系。

......

例 89：

……

患者：不就是彩超吗？

医生：对。

→患者：不就是 B 超吗？

医生：对。

患者：都做过呀。

……

在例 88 中，患者在同一话轮内用同义短语"心动过速"代替了"心动过快"。这一方面有可能是患者试图使表述更加准确，另一方面，也有可能是患者对于这两个短语是否具有共同所指或者轻微差别有所疑虑。在例 89 中，虽然医生对患者的话语给予了肯定，但是患者在第三个话轮中还是对先前的表述进行了同义修正。患者这样做主要是为了使表述更准确，以免医生产生误解。因为在患者的理解中，B 超和彩超是不同的。在医生看来，虽然 B 超和彩超的确是两种检查，但由于现在彩超已经基本取代了 B 超，因此医生便将患者描述的两者等同视之了。

在患者引导自我修正中，有时也会出现患者进行反义修正的情况。

例 90：

……

医生：这里面像冒火似的疼啊？

→患者：对，就跟咱们爬坡的时候爬不上（.）爬上去了
一样，[可累可累了。

医生：[什么时候？

……

例91：

……

医生：你抽烟吗？

→患者：抽（.）不抽。（笑）不抽。

医生：嗯？从来不抽吗？

患者：不抽。

……

　　在例90中，患者用反义短语"爬上去了"代替了"爬不上"，修正的目的是使语意逻辑更加合理。在例91中，患者用反义短语"不抽"代替了"抽"，并试图通过再次强调"不抽"巩固修正效果。不过，这种修正难免让人生疑，因此医生不得不用"嗯？从来不抽吗？"再次进行了确认。那么，患者到底是想表述以前抽但现在不抽，还是从来不抽只不过由于顺着医生的问话说错了，抑或是想刻意隐瞒自己的不健康生活习惯？从第四话轮可知，患者做出修正的原因是"从来不抽"，只是一时顺着医生的问话说错了。可见，在医患会话中要使患者对某些敏感问题诚实作答，医生就要对会话进行设计。

　　在患者引导自我修正中还有一种不太常见的修正，就是对语序的修正。

例92：

……

医生：那你就再加个×××。

→患者家属：×××？我看说明它早上吧（.）它对心脏影响大，心动过速，它写着。你说能不能是它——

……

在例 92 中，患者家属的语序出现了问题，谓语缺失，因此在同一话轮内进行了修正，补充了"写着"。

（2）患者引导医生修正

在患者引导医生修正中，常见的类型有两种。一种是医生在第一话轮中发出阻碍源，然后患者在第二话轮中给出修正引导，医生再在第三话轮中予以修正；另一种是患者在第一话轮中发出阻碍源，然后医生在第二话轮中予以修正。

例 93：

……

医生：你吃点儿××，再吃点儿××××看一下。你胆囊也有个那啥——

患者家属：胆（.）啥？

→医生：也有个息肉。

……

例 94：

……

→医生：什么情况下犯呢？

患者：有时候（.）赶上犯的时候，这俩胳臂就像风湿那种疼——

→医生：我是问你什么时候容易犯这个病，累了还是生气的时候？

患者：那说不准。

医生：多长时间了，症状？

患者：10 来天了。

医生：走路走快了有没有觉得心慌胸闷？

患者：走快了，气儿就喘不上来了，就费劲了。

......

例 93 和例 94 属于第一种类型。在例 93 中，医生的话语模糊性太强，患者只知道胆有事，却不知道有什么事，因此只能用一种半提问的方式引导医生予以明确。在例 94 中，由于医生在第一个话轮中的提问模糊性较强，患者只好根据自己的理解进行回答，而医生随即也从患者的选择性回答中意识到了自己先前的提问有问题，便在第三个话轮中将问题具体化了，并用"累了还是生气的时候"进一步明确了提问的范围。

例 95：

......

医生：你这个吧，我看那个医生也没让你拿来乙丙肝的化验单哪。

患者：啊？

医生：我给你写上乙丙肝，不是说让你做检查，是让你拿回去给那个医生看一眼。

患者：哦。

医生：如果乙丙肝都没事儿，那就是脂肪肝的事儿。

患者：哦。

医生：平常关节啥的，疼吗？

患者：疼。

医生：关节疼啊？

患者：对，特别疼。

医生：有没有风湿呀？

患者：风湿（.）我检查过，不太重，不至于这么疼啊。最近这次感冒以后就特别疼，翻过来掉过去地疼。

医生：嗯。

患者：到处贴膏药啊，这是我这次看病的主要原因。浑身也没劲儿，我还以为是甲减来的呢。

医生：你这样，那个乙丙肝——

患者：啊？

医生：那个化验单你回去让医生看看，他没拿来。

患者：嗯。

医生：我怕再有别的啥，还有个抗原抗体是测量有没有自身免疫性肝炎的。

患者：哦。

医生：跟风湿有关的，你去采采血。

患者：那你给我写上吧。

医生：好。

患者：这个——你能不能建议他给我做一下？

医生：对，我就是建议，建议他给你开一个。

……

→患者：啊？我是消化科的——

→医生：普外，这儿是消化，普外在斜对面儿。

患者：普外？这是消化？

医生：对，这是消化。

患者：哦，普外。

医生：对。

……

例96：

……

患者：那行，我等着那个［下——

医生：［你回家戴就行。

→患者：你是礼拜几在这儿呀？下个礼拜，今天（.）

明天？

医生：我礼拜三出门诊。

……

例95和例96属于第二种类型。患者发出阻碍源后，医生在下一话轮进行了相当明确且有针对性的修正。

从上述分析中可以得出如下结论：

第一，从语言本身来看，医生引导自我修正主要涉及语序调整、介词短语搭配、词义具体化、反义关系使用、量词使用、数词使用和名词短语更正等问题。在这方面，患者引导自我修正与医生引导自我修正类似。

第二，从修正位置来看，医生引导自我修正和患者引导自我修正发生的宏观话语位置基本相同。但是医生引导患者修正与患者引导医生修正相比，前者更有针对性也更具体，而这也从侧面反映了医患会话的不对称性。

六、宏观结构组织

（一）日常会话的宏观结构组织

会话的宏观结构组织（overall structure），是指一个完整的会话活动在展开的过程中依照交际要求而形成的功能模式。会话的宏观结构组织是相对于会话的局部组织而言的，后者指的是会话参与者交替说话的功能组合方式，只涉及会话的前后两个话轮。

最早的宏观结构组织研究始于对电话语料的研究，Sacks 和 Schegloff（1974）将电话会话的宏观结构组织分为三个部分，即开端、第一话题和结尾。

在开端部分，序列位置（sequential location）能够使最小的言语结构，如"你好"等表达十分丰富的交际内容。通过对开端部分的分析，研究者发现一个较小的言语结构或话轮能够成为许多不同重叠限制条件的聚集点。换言之，一个较小的言语结构或话轮一次可以发挥出多种不同的功能。同时，研究者还发现开端部分由多种相邻对组成，如召唤-应答、打招呼-打招呼、识别-承认等。

第一话题部分出现在开端部分之后，它具有特殊意义，不仅从开端部分的身份确认和打招呼转为提及会话的目的，而且对之后的话题也会产生一定的限制作用。但也正是在第一话题部分一个问题出现了：如何保持会话主题的一致性？要解决这一问题，就要先解决如下两个问题：一是避免非关联话题的跳跃，因其会使会话主题失去一致性；二是明确会话主题的一致性由什么决定。有观点认为会话主题的一致性由会话参与者谈论的共同的所指来决定，也有观点认为会话主题的一致性由会话参与者享有的共同的概念来保证。但实际上，即使不谈论共同的所指、不享有共同的概念，会话主题的一致性也能得到保证。此外，以具有某种共同特征的上义词作为评判会话主题一致性的标准的观点也不可取，因为任何两个词都可成为被赋予包含某种共同特征的上义词。通过分析大量语料，研究者发现会话主题的一致性并不独立于会话之外，而是由会话参与者通过话轮共同构建并保持的，但关于这方面的研究还很薄弱，有待加强。

结尾是一个很微妙的部分，因为既要保证不强迫任何一方退出会话，又要避免过快或过慢地结束会话。Levinson（2001）总结了结尾部分的明显特征：

第一，某个话题结束，通常是结尾暗示话题，如对会话另一方的家庭成员致以敬意等；

第二，出现带有"前结束项目（pre-closing items）"，如"好的""没问题"等的一对或多对短暂话轮；

第三，如果适合的话，一种会话类型之后会出现进一步的前结束项目；

第四，出现带有结束成分的最终交流，如"再见""就到这吧"等。

需要指出的是，第二个特征中的"短暂话轮"一般是无主题话轮，旨在确认会话双方都没有要说的话了。

（二）医患会话的宏观结构组织

根据语料分析结果，医患会话的宏观结构组织可以分为五个部分：一是身份验证：医生核实患者身份，双方建立互动关系；二是病史回顾：医生让患者陈述自己遇到的问题及病史；三是诊断处置：医生对患者进行检查和评估；四是结论：医生给出诊断结果、治疗方案或进一步检查的建议；五是结尾：患者表示感谢。

例 97：

医生：有本儿吗？(.) 病本儿？

患者：没本儿。

医生：叫什么名儿？

患者：××。

（注：以上为身份验证部分）

医生：你怎么了？

患者：就是（.）自我感觉胸口这块儿不太舒服。以前（.）就是2012年的时候，也是突然就觉得不舒服。后来做了[好多种检查。

医生：[怎么不舒服？心慌啊还是胸闷呢？

患者：都有。

医生：现在呢？

患者：现在（2秒）胸闷大概就是一个多月偶尔有一次。

医生：哦。

医生：那你这次是因为什么上我这儿来看病的？

患者：就是有的时候（.）有一种针刺那种疼，然后心脏（.）也不知道是怎么的了，就会"咕咚"一下（.）。然后——

医生：多长时间了，这个症状？

患者：就这两天儿。

医生：几天？

患者：嗯（.），昨天。

医生：就是有点儿心慌，跟针扎似的那样疼。

患者：心慌倒是没有，就针扎那样疼。

医生：嗯。

患者：尤其是这肩膀周围。

医生：嗯。有没有高血压、糖尿病啥的？

患者：没有。然后（.）就没啥了。还有就是这两年儿怎么查也查不出来啥，我就寻思再做个检查。

（注：以上为病史回顾部分）

医生：嗯。把衣服捂起来，我听听。

医生：没啥事儿。

患者：以前的病本你用不用看一眼？

医生：拿来吧。

患者：都检查了，大上周我还做了一个心电图呢。喏，这都是以前的。这个是 2012 年的，那时候（.）比现在严重多了。那时候——

医生：那时候咋的？

患者：也是现在这症状，然后还心慌——

医生：就针扎那样疼。

患者：对。那时候好像还有点儿早搏，然后心就直扑腾，反正好多感觉。

医生：这都没啥事儿呀。

患者：像这种状况——（笑）

医生：你这个年龄能有啥事儿？！

患者：我寻思——

医生：彩超也没事儿。

患者：前两天做的心电图。

医生：彩超也都做了。在我这儿，也就是做个心电图、做个彩超呗。

患者：哎呀。（叹气）

医生：这早搏也没有啊。你有过早搏吗？

患者：嗯，但特别少。

医生：是吧？

患者：这是前两天的、上周的、大上周的。

医生：这也都没事呀（.），没事儿。

患者：（笑）

医生：你要想查，在我这儿就是再做个心电图和心脏彩超。

患者：那个（.）动态呢？

医生：不用。

患者：不用做动态呀？

医生：你也没有心慌，做动态干啥呀？

患者：他们说做心电图（.）做得短。

医生：做一个不，心电图和心脏彩超？

患者：心电和彩超？

医生：对。

患者：行。

医生：这个拿好，去做吧。

（以上为医疗处置部分）

（患者做完检查回来）

医生：没啥事儿。

患者：没什么事呀？

医生：对，都没啥事儿。

患者：那（.）这块儿经常不舒服是——

医生：那不一定是心脏来的。

患者：我是不是得找心理医生看看哪？

医生：去看看吧。

患者：嗯。

医生：楼上就有心理医生，但你得预约。

患者：好。

（3秒）

患者：谢谢你呀，大夫！

医生：别客气。

（以上为结论部分）

（患者返回）

患者：这块儿以前我也看过，他们都说有一个叫什么

（.）心脏神经症啊？

医生：嗯。

患者：那（.）他们说也有这个可能啊。

医生：心脏神经症说白了就是焦虑症，跟心理疾病有关。

患者：哦，谢谢大夫！

医生：没事儿。

（以上为结尾部分）

宏观结构组织是医患会话的驱动资源，研究者常常通过它来识别出医患会话的各个部分。

第三章 会话分析视角下
医患会话研究的其他问题

一、词汇选择

话轮由词汇组成，话轮设计包含着词汇选择，说话人常常会通过选择特定的词汇或短语来清晰、准确地表明自己的立场。词汇的选择应适合会话的语境，不同的选择会造成不同的序列结果。比如，Sacks（1992）认为，同样的事物可以用不同的词汇来指称，如说话人可以用"我"或"我们"来指称自己，后者意味着说话人代表的是机构而非个人。再如，杨石乔（2010）针对医生第一人称指示语的研究结果表明，医生会根据会话语境灵活使用第一人称复数指示语，其目的大致有两个：一是通过表明自己与医院机构或医生职业的关系，增强自己的权威；二是通过拉近自己与患者之间的距离，调节自己与患者之间的互动交流，促进医患关系的和谐。又如，于国栋等人（2009）对医患会话中的极致表达进行了研究。结果表明，患者之所以会在检查阶段对自己的病情进行极致表达，主要是想表明所做病情描述的真实性；而医生在检查阶段、诊断阶段和给出治疗方案阶段使用极致表达，主要是为了确认病情、表明看法、消除疑虑以及说服病人接受治疗方案等。

Heritage（1997）曾用三个关于"notice"的例子来解释词汇选择问

题，旨在说明同一个词汇在不同的语境中可以实现不同的交际目的。

例 98：

C：Yeah, hi, uh, this is Mary Cooper. My sister and I left our house earlier tonight and we were certain we locked the doors and when we came back about a half hour ago oh twenty minutes ago we noticed the front door was open and so we just didn't feel like checking around so I thought we'd call you.（是的，你好。嗯，我是玛丽·库珀。我姐姐和我今晚早些时候离开了家，而且我们确定我们锁了门。当我们回来的时候，大概半个小时以前，哦，二十分钟以前我们留意到前门开着，我们觉得不该自己四处查看，所以我想我们该给你打电话。）

在例 98 中，说话人用动词 notice 来表达发现前门开着后自己的担心，为报警行为提供了合理依据。

例 99：

Mom：Uh we're thinking she might have an ear infection? In the left ear?（嗯，我们认为她也许患了耳道感染？在左耳？）

Doc：Okay.（好的。）

Mom：Uh because uh she's had some pain.（嗯因为，嗯她有些疼。）

Doc：Alright.（好的。）

Mom：Over the weekend.（整个周末。）

Doc：No fever anything?（没有发烧什么的？）

Mom：Uh.（嗯。）

Doc：Mkay?（是吧？）

Mom：And uh sore throat. And like uh cold. （还有嗯嗓子疼，而且像是嗯感冒。）

Doc：Wow. （哦。）

Mom：And the, kinda the cold symptoms. （而且，有点感冒症状。）

Doc：Was it like that over the weekend too? （整个周末也这样？）

Mom（to the child）：→ Uh. When did you notice it? Yesterday you mentioned it. （对孩子说：→嗯。你什么时候注意到的？昨天你提到过。）

Pat：Yesterday. （昨天。）

Doc：Mkay. （是吧。）

Mom：It started yesterday. （昨天开始的。）

Doc：Let me write that in. （让我记下来。）

在例 99 中，母亲在第一行中使用的问句是对病症的自我诊断。其中动词 notice 的使用表明，母亲认为女儿对于症状的叙述是真实的。

例 100：

Doc：How are you feeling today? （你今天觉得怎么样？）

Pat：Better. （好多了。）

Doc：And your sinuses? （你的鼻窦呢？）

Pat：Uh. Well they're still, they're about the same. （嗯。好吧它们仍然，它们还是老样子。）

Doc：About the same? Okay. Why don't I have you sit up here for a second? （老样子？好吧。为什么我不让你在这坐一会儿呢？）

Doc：I gave you a lot of medicine over the last month or so for your sinuses. （上个月我给你开了很多治鼻窦的药。）

Doc：→And you should be noticing a pretty big difference. （→你应该留意到有很大的改观。）

Pat：Compared to the first visit, a lot. （与第一次来看病的时候相比，好多了。）

Doc：Okay. （好的。）

Pat：It's still, you know, it's not a hundred percent. （它仍然，你知道并不是百分之百。）

在例 100 中，患者说自己的鼻窦炎还是老样子，医生回应说已经给患者开了很多药，患者"应该留意到有很大的改观"。动词 notice 传递的意思是：患者即使没有刻意地去注意，也应该感受到药物的疗效。同时，医生也通过使用 notice 暗示可能是某些主观原因导致患者没有注意到身体的好转，并传递了不再进一步给其开药的信息。

再如，医生在告知患者需要切除某器官的时候，可以选择的词汇有"切除""割掉""摘除""移除"等，前两个容易引起患者的疼痛联想，后两个则比较适宜，既能把意思表达出来，又可避免给患者带来较大的心理压力。

Schegloff（1972）认为，词汇的选择与互动目标紧密相关。换言之，说话人主要是通过考虑听话人可能采取的话语行为来选用词汇的。而研究说话人的词汇选择，则有助于了解其究竟是如何指向所要描述的事物的，同时了解其所处的环境以及该环境又是以何种方式被引导的。

二、在线交流

Heritage 和 Stivers（1999）指出医患之间的交际形式多种多样，其中最为突出的有三种，即在检查过程中引导患者行为的医生指令、与做检查有关的对患者自我感觉的提问、给予即时信息的在线交流（online communication）。在线交流主要分为两种：在线解释（online explanations），即医生对医疗过程的解释；在线评论（online commentary），即在对患者进行检查的过程中，医生对所看到的、听到的、感觉到的进行的描述或评价。

（一）在线解释

医患会话障碍产生的原因之一，就是医生没有就诊疗过程、诊断依据和病因等向患者解释清楚。所以，医生应在给出诊断陈述的同时使用在线解释，向患者交代自己做出某种诊断的推理过程及依据。同时，患者由于可以借此机会对疾病有更为深入的认识，所以也就更容易接受医生的观点。如果患者对医生的诊断有疑问，那么也可以借此机会阐述自己的推理过程或不同想法，可见，在线解释有助于减少分歧，实现更有效的医患交流，它在医患会话中的地位和作用不容忽视。其实，在线解释本身就已经暗含了医生欢迎和鼓励患者提供进一步反馈的意思。

例 101：

……

医生：乙肝 DNA 加一个？

患者家属：那是不是得抽血呀？

医生：对。

患者家属：还得不吃饭吧？

医生：对。

患者家属：做了半天还白做了、白抽了，这都抽两次了。

→医生：也不能说白做。你刚一去体检中心，人家不可能一下子全让你做了，只能是看你哪方面有问题，再针对哪方面进一步去查。谁还能见你去了就把这些全给你采了？你是以体检为名去的，又不是专门去看病的。

……

→医生：你需要去采DNA加做抗原抗体。采DNA是为了确定一下现在病毒还复不复制了，如果还在复制，你就得吃抗病毒的药。做抗原抗体，是为了看你有没有自身免疫性肝炎。另外，我让你做的胃镜也好、钡透也好，是为了看你有没有静脉曲张，要是有静脉曲张，你这肝硬化就定了。你要是有自身免疫性肝炎，就得吃这个药，×××。

→患者：行，你给我开吧。

……

在例101中，医生两次使用在线解释对医疗过程进行了详尽的说明。第一次是安抚患者和患者家属对二次采血的不满；第二次是劝说患者和患者家属接受自己的检查建议，旨在使他们理解这些检查的必要性，打消医生是在进行过度医疗的主观臆测。从患者和患者家属的反应可以看出，医生的在线解释起到了相应的作用。

例102：

……

医生：跟心脏没关吧？

患者：不知道啊，反正挺早的时候就有那个症状。

医生：你心口后疼别跟心脏有关系呀。

患者：啊？你的意思是跟心脏——

→医生：对，心脏要是有事儿的话——要是出现短暂性的心绞痛，它也会那啥。

→患者：哎呀，备不住啊！你说这个可能真是——它这个疼吧，时间不长，几分钟就完了，自动就好了。

医生：要不这样——

患者：嗯？

→医生：我给你开个心电，你先做一下看看，不行的话再做钡透。你也没啥太大的胃区症状，插管还挺难受的。

→患者：嗯嗯，行。

医生：我先给你开个心电。

患者：心电图？

医生：对，你先去做一下，然后这个心电图你留着，万一什么时候疼了你再做一次，两个心电图可以做个对比。

患者：嗯。

……

在例102中，患者因为胃部疼痛来消化内科就诊。也就是说，患者的主观猜测是自己的消化器官出了问题，想要寻求这方面的治疗。但是，医生通过诊疗判断有可能是心脏引起的不适，于是使用在线解释阐明了为什么建议患者先去检查心脏而不是胃，而患者的回应则表明其认可了医生的在线解释。从这个例子可以看出，当患者的猜测与医生的诊断不一致时，在线解释有助于消除两者之间的分歧，并提高患者对医生诊疗建议的接受度。

（二）在线评论

学界对于在线评论的研究不多，也比较混乱。Byrne 和 Long（1976）收集了一些在线评论的例子，并在分析后认为很少会有医生在对患者进行身体检查时真正解释自己正在做什么。Roter 和 Hall（1992）则将收集到的在线评论的例子归入了积极会话（positive talk）。

对于在线评论的临床价值，学界也存在争议。Billings 和 Stockler

（1989）认为，检查结果正常就应当及时让患者知晓，不管是在检查进行中还是在咨询结束时，因为每个人都喜欢好消息。Zoppi（1997）认为，在线评论可以起到使患者安心的作用，因此医生应当及时向患者描述诊疗时的发现，否则一小段沉默的时间或一个斜视的表情就可能被误解为某些可怕事情的暗示。Bates 等人（1995）对在线评论持较为谨慎的态度，他们虽然承认在线评论能够提升患者对医生的信任度并给予患者安抚，但同时也认为其至少有如下潜在的问题：当发现了意料之外的非正常现象的时候，医生又该做何表述呢？所以，大多数医生恐怕会希望自己在此之前保持明智的沉默。Swartz（1998）则对在线评论持明确的否定观点，他认为医生在对患者进行检查时应限制使用诸如"很好""正常""没问题"等评价，尽管这些评价最初可能会使患者安心，但是当医生在接下来的检查中没有做出这样的评论时，患者将会自动地假设出现了问题或异常。

为了对在线评论进行深入的研究，Heritage 和 Stivers（1999）还提出了诊断前评论和诊断性评估两个概念。他们认为，医生在对患者进行身体检查时常常会发出某种迹象对于做出诊断有什么重要性的评估性评论，并将其定义为在线评论。它不含有推导过程，也不做出结论，只是表明医生在检查过程中获得的感官证据。诊断前评论是指医生对诊断结果的预期性推论。诊断性评估是指医生基于医疗观察所做的推理和结论，主要包括宣布患者健康、宣布患者的痛苦并不来自患者自我诊断的疾病以及宣布患者患有某种疾病等。

Heritage 和 Stivers 于 1999 年发表的论文 *Online commentary in acute medical visits: a method of shaping patient expectations*（《急性医疗访问中的在线评论：塑造患者期望的方法》）被视为关于在线评论的里程碑式的研究成果。在这篇论文中，他们从内容和位置两个维度对在线评论与诊断前评论（prediagnostic commentary）、诊断性评估（diagnostic evaluations）进行了精确区分。（见下表）

项目	内容	位置
诊断前评论	推测可能的诊断结果	在陈述最终诊断结果之前的任意时刻
在线评论	陈述医生的观察结果、感觉等	在诊疗的过程中
诊断性评估	基于医疗观察得到的推理和结论	在检查、检验等结束后

Heritage 和 Stivers（1999）认为在线评论具有如下特征：

第一，与身体检查同时发生；

第二，通常用来报告没有的或轻微的迹象，而在医生看来这些迹象并不严重，严重的迹象则不纳入在线评论的范围（虽然在线评论偶尔会涉及严重的问题，但多数是在患者或患者家属强烈要求下发生的）；

第三，从属于身体检查这一主要任务，因此并不明显指向患者，而患者也很少对在线评论给予回应；

第四，具有自己独特的语言组织形式。

在线评论的语言组织形式有两种，即对观察结果的报告和对观察结果的评价，前者不对观察结果做任何评价，只是客观陈述。当在线评论对不存在的迹象进行报告时，常使用证据性的简洁陈述，如"我没有看到任何液体"等。值得强调的是，为了体现报告的证据性，医生通常会使用感官性词语，因为这样可以为后续诊断留有余地，其言外之意是可能存在感官和现有医疗技术察觉不到的迹象。当在线评论对轻微的迹象进行评价时，一般使用简单断言的句式，如"这是……"等，以及温和的修饰性词语，如"有一点儿"等。

Heritage 和 Stivers（1999）认为，在常规检查中，在线评论的作用主要是使患者安心；在急诊中，在线评论的作用一方面在于证实病人前来就诊的正确性，另一方面在于宣布症状轻微，以使患者和患者家属安心。此外，在线评论还可以为医生即将做出的诊断性评估提供理据。Heath（1992）和 Perakyla（1998）的研究结果表明，在线评论可以消除患者和患者家属对于病症轻微诊断的抵触。此外，Perakyla（1998）还发现，尽管多数患者可能不赞同医生的诊断，但他们却从来不会反驳医生描述的证据，这主要是因为医生在医疗方面具有"文化上的权威（cultural authority）"。

综上可知，在线评论以证据而非结论性的声称为基础，因此可以帮助医生获得患者的接受和认同。

例 103：

Doc：Well, let's check your sinuses and see how they look today. （好的，让我们检查一下你的鼻窦看看今天怎么样。）

Doc：→That looks a lot better. I don't see any inflammation today. Good. （→看起来好多了。今天我没看到任何的感染。不错。）

Pat：→Good. （→好的。）

Doc：That's done the trick. （起作用了。）

Doc：So you should be just about over it. I don't, I'm not really convinced you have an ongoing infection; it seems like the augmentin really kicked it. （所以你应该快好了。我不认为，我不太确信你有持续性的感染，似乎看起来扩增剂真的赶走了它。）

Pat：→Good. （→好的。）

Doc：Okay. And what else did we need to address your EKG? （好的。那么我们还需要什么其他的来处理你的心电图问题呢?）

在例 103 中，患者因为持续性的鼻窦问题就诊，医生通过在线评论消除了患者的疑虑。患者两次使用"好的"来回应医生的在线评论，其中第一次旨在显示自己开始接受医生的评估，第二次则是为了表明自己已经接受医生的诊断结论。而医生也对自己的话轮进行了设计，如先是想用"我不认为"，随即改成"我不太确信"，后面又说"似乎看起来"。这样通过使用感官性词语给出在线评论的做法，既可体现报告的证据性，又能减轻或消除患者对于病症轻微诊断的抵触。

三、观点显示序列

在日常会话中，若一方想要给出观点或做出评价，则有多种策略可供选用，观点显示序列（the perspective-display series）就是其中之一，这意味着想要给出观点或做出评价的一方会寻求先获取对方的观点，再在考虑对方观点的基础上给出自己的观点或评价。

在日常会话中，使用观点显示序列的一方有时会在对方表达观点之后给出自己的观点，有时则会在对方表达观点之后进一步发出提问，促使对方充分阐释其观点。观点显示序列的这种迂回性特点，非常适合陌生人之间或专业人士与外行之间的会话，这是不言而喻的。此外，观点显示序列偶尔也会用于熟人之间。其实有时熟人之间的谈话也需要注意分寸，因此一方可以使用观点显示序列来试探对方对某些话题是否有所忌讳或抵触。可见，观点显示序列的价值在于，它可以使会话在友好的氛围中进行。

会话中的一方常会使用观点显示序列来获取对方对自己想要表达的立场或观点的支持或理解，然后据此对之后的会话进行设计和调整，以争取达到双方立场或观点的统一。

观点显示序列的问句通常包含说话人对某一观点正面或负面评价的期待，即观点显示序列的问句带有标记性。但是，有些观点显示序列的问句不带有标记性，而是采用较为中性的表述方式，将肯定的、否定的回答都包括在内。

观点显示序列最初主要适用于日常会话分析，后来 Maynard（1991）在研究中发现，观点显示序列不仅适用于日常会话，还适用于包括医患会话在内的机构性话语。

医患会话中的观点显示序列研究主要集中在诊断告知的研究上，尤其是关于坏消息的诊断告知。在医患会话中，严重疾病诊断等坏消息的告知无法避免，但可借助观点显示序列避免直接的告知。为此，医生在向患者告知坏消息时，可以采用迂回的方式，先了解患者的想法，如果患者的想法与接下来要告知的坏消息之间仍存在较大差距，则应再试探患者，力求与患者在某一层面上取得一致，以最大限度地缓和会话氛围。这样医生就可以在相对友好的会话环境中逐渐地给出坏消息，并将患者的观点作为自己诊断结论的组成部分。也就是说，观点显示序列可以将医生的诊断定格为医患双方共同的发现。

观点显示序列可用于医患会话的各个方面，如疾病成因告知、诊断信息告知、药物信息告知等。通常患者和患者家属对于病情的真相只有初步认知，而医生可以在观点显示序列中通过修改或升级患者和患者家属的这种认知，来纠正或提升患者和患者家属对于病情以及诊断结果的认知。语料分析结果表明，使用观点显示序列有助于提高患者在医患会话中的参与度，有利于医患双方一步一步地就诊断结果达成共识，因此可以提升患者的就诊满意度。

例 104：

→医生：你怎么了？

患者：我走个 10 来分钟，快走，这地方（.）就觉得上不来气儿。

医生：多长时间了？

患者：半年左右。

医生：以前有没有高血压？

患者：我血压不正常。

→医生：不正常啊？

患者：有时高、有时低。

医生：抽不抽烟？

患者：抽烟。

医生：每天抽多少？

患者：原先抽 30 多根儿，现在抽 10 来根儿。

医生：今年多大岁数？

患者：62。

医生：来，让我听听。

患者：这块儿火烧火燎的。

医生：嗯。再量量血压，你把袖子撸上去。

医生：160/90，高压有点儿高。

患者：160/90 呀？高。

患者：反正要是走急了吧，就好（.）好像肺子里的气儿
（.）不够用似的。

→医生：嗯，这就对了，你这就是我们科看的病。

患者：啊？

→医生：根据这些，我就知道你这个病是心肌供血不好，
叫冠心病。这样吧，你拿着刚才办的那个卡，去二楼交款。

→患者：嗯，行。

......

在例 104 中，医生先通过提问请患者描述其症状，接着通过复述患
者话语鼓励患者详细介绍血压情况，并用"嗯，这就对了，你这就是我
们科看的病"来表达对患者观点的赞同。然后，又用医学术语将自己的
诊断与患者先前的描述联系起来，从而将患者的观点纳入了接下来的会

话中。最后，患者信服医生的诊断结果并接受了检查安排。

有时患者或患者家属并不认同患者得了某方面的疾病，即其观点与医生的诊断结果不一致。为消除这种分歧，医生会引导患者说出就医原因或者鼓励患者进一步描述自己的症状，并在此过程中使用观点显示序列寻求双方的共识点，具体做法包括对患者的观点进行重组和修改，再进一步详细阐释自己的观点等。

例 105：

……

医生：来，坐这儿（.），她怎么了？

患者家属 1：她——

患者家属 2：牙出血。

患者家属 1：她做过心脏手术，换瓣，[这两天吃完了×××之后牙就出血。上午在急诊那儿做的凝血酶。

患者家属 2：[吃的×××。

医生：现在吃多少，×××？

患者：我都吃七年了，每次都是吃一片。

→医生：那你就给它减到 [四分之三（.）四分之三片。

患者：[昨天晚上——

→患者家属 1：[昨天晚上减到三分之二，还是出血呀。

→患者家属 2：[昨天晚上减到三分之二了，还是出血。

→医生：对呀，你现在已经减量了，减到三分之二了。你过三天（.）三天吧，再来查个凝血看看。

患者：哦。

患者：[用不用跟以前的对比对比？

医生：[已经消了，那个应该在 3 以下，现在这个是 3.2，稍高了一点儿。

患者：就稍高一点儿呀？

医生：对。

患者家属：就是说三天之内还是吃三分之二呗？

→医生：对。要是突然停了不行啊，就你那瓣儿，再堵死了可咋整？!

患者：我昨晚就想不吃了，他们说不行。

医生：你要是把它——你现在是因为血不是一直在出。

患者：对呀。

医生：就稍微有一点儿。

患者：嗯。

→患者家属2：如果不出血那就正常了呗？就可以一直吃三分之二？

→医生：那不行，你已经调到三分之二了。

患者：啊？

→医生：你就得三天查一次了。

患者：哦。

→医生：啥时候它在3以下（.）2.5左右了，你维持那个量才行。

患者：哦。

→患者家属2：那就先吃三分之二吧，吃三天。

医生：行。

患者家属1：谢谢你呀，大夫！

在例105中，医生使用观点显示序列逐步与患者和患者家属（1和2）取得了观点的一致性。会话开始的时候，医生与患者和患者家属有共同的观点，即减小药量。在此基础上，医生接着强调了减少药量的时限和注意事项。但是患者家属2"如果不出血那就正常了呗？就可以一直吃三分之二?"的提问与医生的观点出现了理解上的偏差，于是医生在予以否定后，又复述了之前双方都赞同的将药量减到三分之二的观点，从而再次将双方观点置于同一立场之上。然后，医生又指出了在这个剂量下需要注意的事项，即三天查一次凝血，并且只有降到"2.5 左右"了才可以维持这个用量。最后，随着患者家属 2 表示"那就先吃三分之二吧，吃三天"，双方观点达成了一致。

在复杂的诊断告知中，当需要就患者所做的病情猜测以更严重的形式予以告知时，医生会使用观点显示序列来缩小乃至最小化双方观点的差异。比如，患者认为自己的症状只是暂时的、孤立的，并不是什么大病，但医生却认为该症状是某种严重疾病的征兆之一，那么医生就会在承认该症状的基础上，使用观点显示系列来缩小双方的分歧。

例 106:

Doc : Now when you say uh you know, the term something wrong with the brain, is very vague, we don't like it, you don't like it. (现在当你说，嗯你知道，大脑有问题的这一说法，很模糊，我们不喜欢这种说法，你也不喜欢。)

Mrs. C: Yeah right. (是的，对。)

Doc: But when we have to describe B's problems, we would have to say that there is something. (但是当我们不得不描述 B 的问题时，我们不得不说有些事。)

Mrs. C: Yeah. (是的。)

Doc: That is not working right in the brain. (那不是大脑在正常工作。)

Mrs. C: Mm. (嗯。)

Doc: That's causing these things. It's causing the hyperactivity (那会造成这些问题。它造成了多动。)

Mrs. C: Yeah. （对。）

Doc: It's causing him to see the world, in a different way, from other children. （它在使他以不同的方式看待这个世界，和其他孩子相比。）

Mrs. C: Mm yeah. （嗯，是的。）

Doc: It's causing him to be his thoughts to be maybe a little disorganized, when he tries to order the world. （它使他的想法有一点无序，当他试图使自己对世界的理解有序的时候。）

Mr. C: Mm. （嗯。）

Doc : In his mind. And if you know, we had to say, uh if we had to give a diagnosis you know when you write away to schools or to other doctors, you have to write something down as a diagnosis. I feel that hyperactivity, just alone, wouldn't be enough. （在他的大脑里。如果你知道，我们不得不说，嗯如果我们不得不给出诊断，你知道，当你写信给学校或其他的医生时，你不得不写下诊断。我觉得仅仅是多动是不够的。）

Mrs. C: Mm hmm. （嗯嗯。）

Doc: And that we would have to say something like brain damage. （而且我们不得不说大脑损伤之类的。）

Mrs. C: Mm hmm. （嗯嗯。）

Doc: In terms of B's problems. （就 B 的情况而言。）

Mrs. C: Mm. （嗯。）

Doc : Because it's a kind of thing that's, it's not just hyperactivity that's gonna be helped with a little medicine. He is going to need a special education all the way through. （因为它是一种，它不仅仅是多动，那将需要一点药物的帮助。他将一直需要特殊教育。）

在例 106 中，医生先表示自己的观点与患儿家长一致，即都不喜欢 "brain damage（大脑损伤）" 这一说法，接着在自己的前两轮会话中表示自己又不得不使用这一说法。医生在第四个话轮中指出，是大脑的问题导致了先前双方都同意的症状，即多动。接下来，医生大篇幅地对患儿的症状进行了总结，试图使家长认识到自己的结论建立在完整的症状分析基础之上，其修辞意义大于实际内容，旨在寻求与患儿家长的观点达成一致。最终医生在做出患儿的症状属于多动这个诊断的同时，还指出多动是大脑损伤这一严重疾病的症状之一，从而使用观点显示系列达成了医患双方观点的一致。

总之，由于医患会话的特殊性，即医生与患者和患者家属之间的交流并不是谈判性质的，因此医生在很多情况下无法就自己的观点与患者达成妥协，而只能是使用观点显示序列，引导患者和患者家属逐渐向自己的观点靠拢并取得一致，最终给出双方都满意的结论。

四、诊断的言语形式和患者的参与度

Perakyla（1998）通过研究 14 名医生的 100 例首诊医患会话录像，发现医生向患者传递诊断信息的言语形式主要有两种：第一种是直接给出诊断结果，不说明理由和依据；第二种是先说明做出诊断的理由和依据，再给出结论。前者通常表现为检查行为完成之后医生即刻给出诊断陈述，这也意味着诊断与依据之间的推理过程缩小了；后者主要用于医患之间有分歧的语境，旨在寻求患者对医生诊断的认可。

患者对两种言语形式的回应明显不同。比如，Perakyla（1998）发现大多数患者不会对第一种做出回应，通常也不进一步描述自己的症状，而只是接受检查并认可诊断结果。对于第二种，有三分之一的患者会做出回应，而且会进一步描述自己的症状，有时甚至还会对医生的诊断提出不同意见。患者之所以会有不同的反应，主要原因在于患者在会话中的参与度存在差异。医生在第一种会话中只是通过检查行为给出了诊断结果，并没有就病情与患者进行交流，患者被排除在了推理过程之外；相反，医生在第二种会话中则向患者展现了自己的推理过程和诊断依据。此外，在第二种会话中，患者的回应方式其实暗含着对医生的诊断结果有所保留，但这并不意味着患者是在质疑医生给出的诊断依据或医生的权威性，而是在试图通过进一步描述之前没有提及的症状获得更加全面、准确的诊断结果。

在医患会话中，有为数不少的患者会努力寻找机会提高自己的参与度。研究语料可以发现，患者提高自己在医患会话中的参与度的方式主要有三种。第一种为：在回答医生的其他问题时，加上自己对症状的进一步描述；第二种为：在医生进行检查时插入话轮，争得话语权；第三种为：在话轮转换发生前，通过重新进行自我选择获得话语权。

例 107：

……

医生：坐到这儿来，把凳子拽过来。你怎么了？

患者：我也不知道这是咋的了，血压可能是稍微高点儿吧，还有一到阴雨天胸就发闷，还冒虚汗。我就寻思检查检查，看看是不是心血管的问题。

……

医生：早晨没吃饭吧？

患者：没吃。

患者家属：没吃。

（医生听诊中）

医生：冒一次多长时间？

患者：啊？

→医生：冒一次虚汗得多长时间？

→患者：没多长时间，也就三五分钟（.）一两分钟。大多数情况是感到不太得劲儿，这家伙——

……

在例107中，患者在回答医生关于发病持续时间的问题时加上了自己对症状的描述，采取的是第一种方式。

例108：

……

医生：今年多大岁数？

患者：62。

→医生：来，让我听听。

→患者：这块儿火烧火燎的。

医生：嗯。再量量血压，你把袖子撸上去。

→医生：160/90，高压有点儿高。

→患者：160/90呀？高。

→患者：反正要是走急了吧，就好（.）好像肺子里的气儿（.）不够用似的。

医生：嗯，这就对了，你这就是我们科看的病。

……

在例108中，患者在医生进行检查的时候插入话轮，采取第二种方式获得了描述症状的机会。之后，患者就医生对于血压的描述进行反问，旨在进一步予以确认，此时患者已将医生选为下一话轮的持有者。但在话轮转换之前，患者很快又重新做出选择，应用话轮转换规则中的1（c）获得了持有下一话轮的权利，这次采取的是第三种方式。

五、不对称性

关于不对称性（asymmetry）的研究始于 Parsons（1951）的结构功能主义观点，他认为不对称性对于维持社会的平衡具有重要意义。据此，Parsons 认为医患会话中的不对称性体现在医生的权威性和主导地位上。但是，诸多学者对 Parsons 的这一观点提出了批评，认为他过分强调了患者的被动性，忽视了医患互动所固有的不协调特征。例如，Bogoch（1994）就曾指出，Parsons 的观点是冷漠的、专业化的，基于复杂的理论知识，目的是使患者在不理解专业意见的背景下接受医生的诊断和治疗建议。

关于医患会话中不对称性的存在问题，学界有不同看法。一方强调医患会话中不对称性的存在。比如，West（1984）认为绝大部分问题都由医生提出，医生打断患者会话的频率高于对方；医生的直接提问多于患者，而且医生的问题比患者的更可能得到回应。再如，Beckman 和 Frankel（1984）认为，医生控制话题的发展和决定患者何时拥有话轮，患者处于被动回答的地位，而且医生有时不回应患者提出的问题。又如，Heath（1992）指出诊断的过程、患者对于疾病或行为的描述，尤其是患者试图证明自己求医必要性的方式等都揭示出了医患关系中这种敏感的不对称性的存在。Frankel（1995）指出，医患会话主要围绕"提问-回答"展开，关注的是如何解决问题，因此医患会话中的提问形式常被设计为有助于医生获取完全和足够准确的信息，以及在此基础上给出准确的诊断结果，这种提问设计本身就体现出了不对称性。另一方则认为，患者在医患会话中处于被动地位的不对称性表现并不是绝对的。比如，Maynard（1991）认为，医患会话中的不对称性并不是预设的、不变的、强加的，而是医患双方在动态互动中共同构建的。而且，医患双方可以主动选择、灵活使用这种不对称性，以取得某种交际效果。再如，Ainsworth-Vaughn（1998）通过研究大量语料发现，患者提出问题的比例显著高于前人的研究成果。

Hutchby（1996）认为，不对称性主要是由医患双方话语权力的不对称造成的。Paul ten Have（1991）认为，医患会话中的不对称性具有双重特征。首先是主题的不对称性，即主题是关于患者而非医生的状况。其次是任务分配的不对称性，即以诊断为终极目标的任务分派自然地使医生在医患互动中居于主导地位。这正是我们经常看到的：医生进行询问、调查和做决定，患者按照医生的要求去做。于国栋（2008）通过分析大量语料发现，医患之间专业知识的不对称造成了医患会话中的不对称性。王茜等人（2010）认为，在医患会话中发起提问是医生行使权力的工具，即医生掌握和控制着会话。其研究结果表明，大多数患者都接受这种会话方式，并认为医生的问话越多越表明医生认真负责，这从侧面反映了患者对医生权力的认同。

不对称性主要体现在医患之间"专业-外行"这一会话结构中，即医生处于主导地位并发起讨论话题，患者被动回应。但有时在会话的某些阶段，患者的回应也可能使其在这一阶段处于主导地位。此外，随着患者医学知识的增长和积累，医患之间也会逐步通过协商来降低这种不对称性。

例 109：

……

医生：病本呢？

（看检查结果）

→医生：没啥事儿。

→患者：没事呀？那怎么有时候（.）感觉胸闷气短呢？

医生：怎么个疼法儿？

患者：滋儿滋儿疼，上面滋儿滋儿疼。

医生：像针扎似的？

患者：嗯，对。

→医生：没事儿，不是心脏的事儿。

→患者：那（.）胸闷气短呢？

医生：你这胸闷气短是不是休息不好的时候容易出现？

患者：大夫，我有时候（.）老出汗，这是咋回事儿呀？

医生：出汗有可能是更年期——

患者：也不是成天出汗，上来一阵儿就出汗，上来一阵儿就出汗。

医生：对，那很有可能是更年期来的。

→患者：哦，不是心脏的病。

→医生：不是，心脏没事儿。

患者：没事儿？那谢谢大夫！

医生：没事儿，回去吧。

在例109中，医生根据自己的专业知识直接给出了"没事儿"这一诊断结果，但是患者根据自己的症状和感受给出了间接的自我诊断，即心脏方面有疾病。患者的自我诊断挑战了医生在医患关系中的传统权力，而患者也意识到了这一点，所以使用的是间接的、不确定的话轮设计，在句式上表现为疑问句，在词语选择上包含着表示不确定因素的模糊限制语。

除了自我诊断之外，患者还会在医生给出检查方式建议之后，根据自己的认知对医生的建议提出疑问。

例110：

……

医生：你要想查，在我这儿就是再做个心电图和心脏彩超。

→患者：那个（.）动态呢？

医生：不用。

→患者：不用做动态呀？

→医生：你也没有心慌，做动态干啥呀？

→患者：他们说做心电图（.）做得短。

医生：应该没啥事儿吧。

……

在例110中，医生建议患者做心电图和心脏彩超，但是患者提出再做一个动态心电监测。在被医生否定之后，患者又通过重复医生的话语进一步予以确认，医生只好做了简单的解释。但患者基于自己的理解再一次暗示想做动态心电监测，于是医生不得不再次进行了解释。

接下来，我们看一个与上例截然相反的例子。

例111：

……

医生：去做个心电图，再做个心脏彩超。完了拿来，我再看看需不需要查别的，行吧？

患者：行。

医生：那种爬坡（.）那种辣（.）那种烧得慌的感觉，有过几次？

患者：有过一两回，就是我没用这个药的时候有过，用完这个药再也没有过那种情况了。

医生：要不你做个64排得了，看看 [到底是什么。

患者：[直接（.）做64排？

医生：做 64 排，但（.）挺贵的，得 1000、1500 呢！

患者：行。

医生：你都做完了，如果 64 排一看有事儿，那你就吃（.）或者进一步——

患者家属：它那个主要能看出来啥呢？

医生：就看心脏血管。如果 64 排查完没事儿，你这药都不用吃了。

患者家属：像心梗啥的，那玩意儿能看出来吗？

医生：能。

患者家属：那行，做吧。

医生：那心电图和心脏彩超都应该做，今天晚上六、七点钟把彩超做了吧，64 排今天做不上。

患者家属：[做不上啊？

医生：[对，得明天。

→患者：我寻思要是能做 64 排的话，这些尽量就不做了。

→医生：不行，这些检查和 64 排不冲突。

→患者：不冲突啊？

→医生：它们查的方向不同。

患者：这俩不都是查心脏的吗？

→医生：那心电图是一个人来看心脏病最基本的检查。

患者：哦。

→医生：那彩超是看这屋有几个房间，64 排是看这屋的（.）这屋的暖气管子有没有堵的，听懂了吗？

患者：其实我那意思（.）就是这两个我不想做了，就想直接做 64 排。

（5秒）

医生：这些应该都得做呀！单纯做 64 排，那结构你也看不明白呀!

　　患者：哦。

　　……

　　在例111中，本来患者拒绝医生的检查建议，但在医生详尽、生动的解释之下，患者明白了心电图和心脏彩超检查的必要性，并最终接受了医生的建议。

　　医患双方都会在会话中引入新话题，但随着患者对于话语权的重视，患者引入新话题变得越来越常见，尤其是使用"即时宣布（指突然转变话题）"来引入新话题。

　　例112：

　　……

　　医生：冠心病到什么程度了？

　　患者：哎呀（.）得三四年了，是轻度的（.）　[轻度狭窄。

　　医生：[到什么程度？

　　医生：嗯，你把血脂维持正常就行。

　　患者：血脂维持正常就行，是吧？

　　医生：对。

　　患者：就不用管了？

　　医生：对。

　　（医生开处方）

　　→患者：给我做个那啥，再（.）再验个血型，验个血脂。

　　医生：血型？

　　患者：验个血型，A、B型那个。

医生：你以前没验过？

患者：验过，忘了。

……

在例 112 中，医生和患者主要就冠心病验血脂展开了会话。之后，患者通过即时宣布"给我做个那啥，再……"引出了验血型的新话题。在下一话轮中，医生再次确认了患者的话题转变。

分析语料还可以发现，随着健康意识的增强、医学知识的增加以及对自身权益的重视，患者经常会在就诊开始阶段直接要求医生给自己做某方面的检查，尤其是涉及使用大型仪器的检查。

例 113：

……

→患者：大夫，给我做个核磁呗？

医生：心脏的核磁没有啊。

患者：没有啊，这儿？

医生：头的核磁有，心脏的没有。心脏就是那个 CT，就是多少多少排的，我们叫 256 排 CT。

患者：我这个有，这上面说做了。

医生：那上面写着？我不知道。你那个没结果，我只知道×大夫介绍过你。

患者：对。

医生：但你做没做我不知道。

患者：做了。

医生：两千多块钱？

患者：做（.）那个呀？

医生：你没做，是不是？

患者：嗯。

→患者家属：在这儿做一个吧。

患者：啊，那个没做？

医生：那个我看了，就是相当于头的核磁。

患者：哦。

医生：但是心脏本身没有核磁，就是 CT，也不是一般的 CT，叫 CTA。

患者：哦。

医生：这个 CTA 呢，叫 256 排 CTA，得要两千多块钱，是看心脏血管有没有 [堵塞呀——

患者：[查血管？

医生：有没有堵塞。

患者：哦，是做外头的？

医生：但是——

→患者家属：开吧开吧，就在这儿做了。

患者：开呀？

医生：[你——

患者家属：[你做的是普通的 CT。

患者：对，我做的是普通的 CT。

患者家属：让他给开一个吧。

医生：稍等一下。

患者：嗯，行。

医生：对了，你对青霉素啊、先锋啊啥的，过不过敏哪？

患者：这个（.）我还真没那啥过，不过敏。

医生：有没有过敏史？你要是有的话——往身体里打造影剂会发热，你要是有过敏史，就不能打。

患者：啊？没有过敏，打个青霉素啥的——

......

　　医患会话中的不对称性主要源于医生的专业性和权威性。事实上，医生具有传统的文化上的权力来判断患者的经历和需求，并构建医疗事实。此外，这种权力也部分地来自医疗技术的发展，如复杂的诊疗技术和设备等。在例113中，患者根据自己的认知在就医的开始阶段要求做心脏核磁检查，医生则根据自己在专业知识方面的权威性向患者解释心脏一般不做核磁检查，心脏部位常做的较为精密的检查是CTA，但是价格比一般的CT检查贵一些。这个例子也从侧面反映了医生与患者之间医学知识上的不对称，造成了医患会话中的不对称性。

　　与日常会话进行对比，可以发现医患会话中也存在着不对称性。在日常会话中，双方使用观点显示序列进行提问，会话结果具有多样性，但在医患会话中，双方所有的提问都会指向一个结果，即患有某种疾病需要治疗。因此，相较于日常会话的灵活性，医患会话显得更程式化一些，而这也使得医患会话更可控，会话结果也更具有可预见性。

　　例114：
　　......
　　医生：坐到这儿来，把凳子拽过来。你怎么了？
　　患者：我也不知道这是咋的了，血压可能是稍微高点儿吧，还有一到阴雨天胸就发闷，还冒虚汗。我就寻思检查检查，看看是不是心血管的问题。
　　......

　　在医患会话中，患者和患者家属在回答医生使用观点显示序列所做的提问时，经常以否定声明（如"我不知道……"）、限定修饰语（如"也许……"）等来降格处理自己的观点，即多采取主观性的陈述。在例 114 中，患者根据自己的判断将"血压可能是稍微高点儿""一到阴雨天胸就发闷""冒虚汗"与心血管疾病相关联，但在陈述时做了降格处理（"寻思""是不是"），以表示对医生权威地位的尊重。

综上可知，在医患会话中，医患双方都能意识到不对称性的存在。但是，如果患者在尊重医生权威地位的同时合理地争取话语权，医生对于患者寻求了解更多信息、获得更多解释的行为予以理解和加以善待，那么不仅可以提高患者的就医满意度，还可以降低医患会话中的不对称性。

六、重复性话语的使用

在医患会话中，重复性话语的使用是一种极为常见的现象，但是学界对这种现象的关注和研究却不多。通过分析大量语料，笔者发现重复性话语的发话人一般为患者或患者家属，他们会重复医生的某些话语。从前文的分析可知，患者和患者家属往往会对医生的无疾病诊断进行重复，这反映了他们对无疾病诊断的质疑，究其原因，主要在于患者前来就医基于其患有某种疾病的自我假设。正是因为医生的无疾病诊断与患者的自我假设不一致，属于不合意的第二部分，患者和患者家属才会使用重复性话语来确认并质疑医生的诊断。同时，这种现象也突显了医患会话中的不对称性。

例 115：

医生：你怎么了？

患者家属：上个月在这儿做的手术。

医生：啥手术？

患者：心脏啊。

患者：心脏手术，就是那个（.）补缺的那个——

患者家属：对。

医生：我给你做的吗？

患者：对。

→医生：哦，这是复查来了。

→患者家属：对呀，复查来了，提前预约挂的号嘛。

医生：哦，是房缺还是什么呢？

患者家属：对，[房缺，应该是房缺。

患者：[房缺。

医生：对，我想起来了。住哪儿去了？

患者：嗯？

医生：在哪儿住的院？

患者：在（.）住院部。

医生：几楼啊？

患者：二楼。

……

在例115中，患者家属并没有只用"对呀"来回答，而是进一步重复了医生的话语"复查来了"。患者家属之所以使用重复性话语，是因为先前的会话表明医生没有想起患者，即使后来医生根据双方会话一步一步得出了患者是来复查的这一结论，患者家属仍然选择使用重复性话语来帮助医生进一步予以确认，并试图引发医生的有关回忆。这一点从"提前预约挂的号嘛"即可看得出来。

例116：

医生：你怎么了？

患者：我这几天早搏可多了，昨天晚上睡觉就老是"扑腾、扑腾"的，刚才又"咕咚、咕咚"好几下。

→医生：几天了？

→患者：几天了，我都住三次院了，住了三次院。以前早搏感觉不到，就这几天能感觉到，越来越——

→医生：心慌啊？

→患者：心慌啊，就感觉早搏可多了。

医生：嗯，是不是心慌？

患者：嗯。

→医生：有没有胸闷气短？

→患者：胸闷气短？就是（.）老长出气儿。

→医生：几天了，心慌？

→患者：几天了，心慌？

医生：你不是说这两天感觉早搏可多了吗？这两天（.）是几天？

患者：就是这两天感觉早搏多。

……

在例116中，患者使用重复性话语来获得思考答语的时间。患者或是就医生的问语"心慌啊？"给出"心慌啊，就感觉早搏可多了"这样的肯定答复，或是用"胸闷气短？"这样的反问对医生的问语"有没有胸闷气短？"表示不太理解。

例117：

……

→医生：走路走快了疼不疼？

→患者：走路走快了，就是喘不上来气儿。

→医生：上楼梯［上快点儿，这里面疼不疼？

→患者：［上楼梯就是有点儿喘。

患者：我那个（.）就是严重的时候气管儿疼。

医生：怎么个疼法儿？

患者：就跟那个爬坡爬急了差不多，冒火似的那种疼。

医生：啥时候？

患者：就是犯病的时候，就是最严重的时候。

……

在例117中，患者因为心脏难受前来就诊，医生在问语"疼不疼"前加上了限制条件"走路走快了"和"上楼梯"，而患者通过重复这些限制条件，给出了自己在限制条件下的状况，从而使描述更为准确，以免误解。

此外，在一些情境中医生也会重复患者的话语，但所占比例较小。医生重复的内容主要为患者描述的关键信息，旨在促使患者提供进一步的描述，或者将其纳入下一步诊断行为并构建因果关系。

例118：

……

患者：以前的病本你用不用看一眼？

医生：拿来吧。

→患者：都检查了，大上周我还做了一个心电图呢。喏，这都是以前的。这个是2012年的，那时候（.）比现在严重多了。那时候——

→医生：那时候咋的？

→患者：也是现在这症状，然后还心慌——

医生：就针扎那样疼。

患者：对，那时候好像还有点儿早搏。

……

在例 118 中，患者给出了"那时候""现在"两个时间词，医生重复"那时候"是为了限定患者描述的时间段，然后患者在下一话轮中按照医生的限定描述了"那时候"的情况。

例 119：

……

医生：以前有没有高血压？

→患者：我血压不正常。

→医生：不正常啊？

→患者：有时高、有时低。

医生：抽不抽烟？

患者：抽烟。

……

在例 119 中，医生重复了患者的话语"不正常"，并在其后加上了表示疑问的"啊"，其目的是让患者具体告知如何不正常。患者后续的答语"有时高、有时低"，则验证了这种重复性话语的功能。

例 120：

……

医生：你去问问妇科需不需要查一下大生化，比如一些离子啥的。你没吃饭吧？

→患者家属：吃了。

→医生：吃了，今天不能做了。你再问问她，需要的话我这边做个彩超就行了。二楼交款，一楼做。

　　患者家属：行。

　　……

　　在例 120 中，医生重复了患者的话语"吃了"，其目的是将患者的话语作为调整下一步诊疗行为的原因，以使患者更易接受。

第四章　医患会话分析与患者满意度

提高患者的满意度是医患会话研究的主要目的之一，具有现实意义。

一、医生和患者的信息供给与患者满意度

Korsch（1968，1972）、Freemon（1971）、Negrete（1972）、Cornstock（1982）、Roter（1988，1989）、Williams（1991）、印荷杨和赵俊（2020）等学者的研究证实，医生在医患会话中提供的信息越多，患者的满意度就越高。虽然学者们采取的研究方法不尽相同，但是最终的研究结果趋于一致。例如，Williams（1991）曾经随机向735名成年人发放了调查问卷，其中的454份反馈意见显示：患者的满意度与医生足够的信息和建议供给、在患者身上花费的时间、良好的医疗技术呈正相关关系。印荷杨和赵俊（2020）的研究结果表明，医生索取的生物医学信息越多，患者的满意度就越高；患者给予的社会心理信息越多，其就诊满意度也越高。

总的来说，医生在检查阶段、诊断阶段和给出治疗方案阶段的信息给出量与患者满意度呈正相关关系，即医生对患者的疾病反馈得越多，患者的满意度就越高。

但是，关于病史回顾阶段医生和患者的信息供给与患者满意度的研

究却取得了相互矛盾的结果。比如，Stiles 等人（1979）通过研究认为，病史回顾阶段患者的信息供给与其就医满意度之间呈正相关关系；印荷杨和赵俊（2020）的研究结果表明，医生对患者病情的详细询问不仅能体现出医生的专业性，还能让患者感觉受到重视，因此其就医满意度会提高。而 Freemon（1971）、Carter（1982）、Robbins（1993）等人则给出了相反的结论，即病史回顾阶段的过度会话与患者的满意度呈负相关关系。

综上可知，要提高患者的满意度，一方面医生要体现出对患者的人文关怀，尽量减轻患者的心理压力，鼓励患者全面介绍自己的健康状况；另一方面，患者要避免过度陈述。为避免患者在医患会话中进行过度陈述，医生可以在鼓励患者全面介绍病情、病史的同时，对患者的信息供给加以限制或引导。

例 121：

······

医生：你怎么了？

患者：我这几天早搏可多了，昨天晚上睡觉就老是"扑腾、扑腾"的，刚才又"咕咚、咕咚"好几下。

医生：几天了？

→患者：几天了，我都住三次院了，住了三次院。以前早搏感觉不到，就这几天能感觉到，越来越——

→医生：心慌啊？

患者：心慌啊，就感觉早搏可多了。

医生：嗯，是不是心慌？

患者：嗯。

医生：有没有胸闷气短？

患者：胸闷气短？就是（.）老长出气儿。

— 123 —

医生：几天了，心慌？

患者：几天了，心慌？

医生：你不是说这两天感觉早搏可多了吗？这两天（.）是几天？

患者：就是这两天感觉早搏多。

医生：嗯，几天了？

患者：三四天了。

医生：嗯，有没有高血压、糖尿病？

患者：没有。

医生：晚上休息得好吗？

患者：有时候好，有时候不好。我这血压你现在就给量一量，我这血压有时候高、有时候低。还有就是，一到下午这时候，三四点钟吧，脑瓜子老是迷糊，眩晕得都不行了。咱家老太太不是有那个血压（.）血压仪嘛！反正一到下午就那什么（.）这血压就不正常。

医生：把衣服捆起来，我听听。

患者：今天早上刚坐那儿，就"咕咚、咕咚"的。吓死我了！

……

→患者：有时躺那块儿一压，这里头就（.）"咕咚、咕咚"的。哎呀妈呀，我说可不行了。突然之间那脑袋还会"忽悠"一下，我说完了，这（.）早搏这么厉害，可咋整啊？！吃这药也不管事儿呀，能做手术吗？关键是——

→医生：得看你早搏有多少，要是少的话，都不用做手术。你就不用管它，不寻思它，就好了。

患者：也没寻思呀，它自己就"咕咚、咕咚"的，咋整啊？它有时就［特别——

医生：[你戴个 holter，让我看看早搏到底有多少。完了之后，我再告诉你吃什药。

......

在例 121 中，医生一步一步地引导患者全面描述自身状况，但患者在描述的同时进行了过多重复性质的病史回顾，甚至有主导会话的趋势，因此需要加以限制。于是，医生不得不通过打断患者来获取话语权。

二、医生和患者的情感表达与患者满意度

要提高患者的满意度，医患双方在会话中就要寻求积极的情感表达方式，避免消极的情感表达方式。而且，医患之间应相互理解、相互支持，医生尤其应当采取积极的策略包容和化解患者的负面情绪。

例 122：

......

医生：把你那检查结果拿来我看看。没有啊，一个早搏也没有啊。

患者：那你说咋整啊？

→医生：那就是没啥事儿。

患者：那你看这一回来就"咕咚、咕咚"的，一回来就"咕咚、咕咚"的。

医生：那就得戴 holter，就得戴个 holter 了。

患者：戴 holter，你看我下午 4 点多的车——

医生：那你就回去戴吧。家是哪儿的？

患者：肇东的。

医生：那就回肇东戴呗。

患者：危不危险哪？

医生：早搏也没看着啊。

患者：早搏没看着——你说这咋整？一个都没有，是吧？

医生：对，一个都没有。

患者：你看我做的时候自己都感觉（.）没有，早搏能感觉出来。刚才我进来的时候就又"咕咚、咕咚"好几下，给我都吓完了！

医生：那不没把你"咕咚"过去嘛！

患者：那倒是没有。可是多吓人哪，晚上躺那儿睡觉都能给"咕咚"醒了，有时候半夜就给"咕咚"醒了。

→医生：戴个 holter 吧，应该没事儿。

患者：戴个 holter——你看我这应该是啥早搏？

医生：不好说。

（3秒）

医生：这可不好说。

患者：我以前备不住有房性早搏、室性早搏。

医生：对呀，[有房早、有室早。

患者：[还有偶发性的成对的早搏。

→医生：偶发性的倒没事儿，不用管。

患者：那我这个是吗？

医生：嗯？你就戴个 holter 吧，看看到底有多少，24 小时。1000 个以上我们才给用药呢，1000 以下不给用药。

患者：回去戴，行吗？

医生：回去戴吧，肇东也能（.）肇东市人民医院都能戴。

患者：你看这都没事儿——

→医生：这都没事，现在都非常正常。

患者：你说这咋整啊？危不危险？

医生：晚上休息得好不好？

患者：昨天晚上没休息好。

→医生：回家好好休息休息。

患者：你说早搏要是多了得吃啥药，你告诉我呗。我先给你看看［我吃的这些药。

医生：［我不是说了吗？我得看看你是啥早搏（.）才能告诉你吃啥药。我都不知道你是啥早搏，我咋告诉你吃啥药啊？

患者：那正常你要是能看出来的话——不是，你就告诉我房性早搏、室性早搏都应该吃什么药吧。

医生：那你能知道你是房早还是室早啊？

患者：反正我有时房早、有时室早，你看我现在就是每天吃它俩。

医生：吃这个，吃这个吧，就吃它。

患者：我天天吃（.）还是咋整啊？

→医生：这个对房早也有作用，［房早、室早。

患者：［我天天吃呀？房早室早就它俩呗？还有没有了？

→医生：你休息好了，再注意调整调整心态——

患者：还有没有别的什么药了？

医生：没有了。你得戴holter，看看到底有多少。

患者：那行，我等着那个［下——

医生：［你回家戴就行。

患者：你是礼拜几在这儿呀？下个礼拜，今天（.）明天？

医生：我礼拜三出门诊。

患者：哦，就是礼拜三出门诊。

......

例 122 非常具有典型性。患者从开始就诊到检查结束一直处于过度紧张和焦虑的状态之中，而且有些语无伦次。医生使用安慰和鼓励的话语，帮助患者化解了消极情绪，提高了患者的满意度。

例 123：

......

（患者做完检查回来）

医生：没啥事儿。

患者：没什么事呀？

医生：对，都没啥事儿。

患者：那（.）这块儿经常不舒服是——

医生：那不一定是心脏来的。

患者：我是不是得找心理医生看看哪？

医生：去看看吧。

患者：嗯。

医生：楼上就有心理医生，但你得预约。

患者：好。

（3 秒）

患者：谢谢你呀，大夫！

医生：别客气。

（患者返回）

患者：这块儿以前我也看过，他们都说有一个叫什么（.）心脏神经症啊？

医生：嗯。

患者：那（.）他们说也有这个可能啊。

医生：心脏神经症说白了就是焦虑症，跟心理疾病有关。

患者：哦，谢谢大夫！

医生：没事儿。

在例 123 中，患者曾经因为相似的症状在几年内多次就诊检查，但并未查出实质性的疾病，所以逐渐意识到这可能与自己的心理问题有关。在与医生的会话中，患者也意识到了自己的焦虑情绪，于是加以控制并积极地与医生展开了沟通和交流。

上述案例中患者的焦虑情绪主要来自对自己身体状况的担忧，除此之外，还有一种是因为患者没有预留出充足的就诊时间，担心无法完成检查。

例 124：

……

医生：那就得戴 holter，就得戴个 holter 了。

→患者：戴 holter，你看我下午 4 点多的车——

→医生：那你就回去戴吧。家是哪儿的？

……

例 125：

……

医生：做一个心电图，再戴个 holter 吧。

（3 秒）

患者：要是今天戴，不得明天这时候摘呀？

医生：对呀。

（5 秒）

→患者：下午回家，票都买了。

→医生：下午回家（.）那你就回当地戴吧。你先去做个心电图，跟他说"我有早搏，看看能不能给我抓到"，然后再出结果，行吧？做完拿心电图来给我看看，行吧？

......

在例 124 和例 125 中，虽然患者因没有为就诊行为留出足够的时间而紧张焦虑，但医生都在下一话轮中给出了其他解决办法。

三、社会性话语的使用与患者满意度

医患会话中社会性话语的使用（Freemon，1971；Roter，1988），包括维持社交的礼节性用语的使用和非医学用语的使用。在前者中，"谢谢"的使用频率明显高于"你好""再见"等；总的来说，后者也比较常见，其中还包括方言的使用。

社会性话语的使用某种程度上可以拉近医患之间的距离，提升患者的满意度。

例 126：

......

医生：血脂高啊！

患者：血脂高（.）就吃那个——

→医生：你爱人血脂高。

患者：我原来血脂高——

医生：你这个还行。

患者：我去年吃过一个月——

→医生：你爱人得吃降脂的。

患者家属：降脂的那个叫什么来着？

医生：吃×××吧。

患者家属：那给开点儿，行吗？

医生：行，×××20毫克。

患者：你看我这个需不需要开点儿什么药啊？

医生：你不用。

患者：不用啊？那我这肝儿也没啥事儿呀？检查有脂肪肝——

医生：好了，四周之后查肝功、血脂。

患者：哦。

医生：四周以后复查肝功、血脂。

患者：我这个——

→医生：你媳妇儿！

患者：啊？

→医生：说你媳妇儿吃药的事儿呢。

→患者：哦。（笑）

……

在例126中，医生先是使用较为书面的词汇"爱人"，之后由于患者对会话中人物的所指产生了理解上的偏差，便改用了地方性方言"媳妇儿"，从而既明确了所指，又幽默地引起了患者的注意。此外，这样也能拉近医患之间的距离，从患者之后的笑声中可以验证这一点。

例127：

……

患者家属：它这上面写的也没啥事儿呀。

医生：这是功能障碍，没事儿，年龄大的人都有。

→患者家属：都这样式儿的？

— 131 —

→医生：都这样式儿的。

患者家属：哦，那就好。谢谢大夫！

患者：谢谢大夫！

……

在例127中，医生模仿了患者家属的方言"都这样式儿的"，旨在一方面再次确认患者家属对上一轮医生话语的理解，另一方面拉近医患之间的距离。从患者家属之后的言语中可以看出，其确实理解了医生的解释，并对此表示了自己的感谢。

例128：

……

医生：怎么个疼法儿？

患者：就跟那个爬坡爬急了差不多，冒火似的那种疼。

……

→医生：这里面像冒火似的疼啊？

患者：对，就跟咱们爬坡的时候爬不上（.）爬上去了一样，[可累可累了。

→医生：那种爬坡（.）那种辣（.）那种烧得慌的感觉，有过几次？

……

在例128中，医生在模仿患者对于症状的描述时，使用了东北方言日常用语。这种借用患者所做描述的非医学用语的使用较为常见，不仅便于医生进一步确认患者的症状，而且有助于避免医生和患者因不同语域使用而产生的误解。

四、医生的交际风格与患者满意度

关于医生的交际风格，学界有不同的看法。Roter（1997）认为医生的交际风格分为五种：第一种是仅限于生物医学型（narrowly biomedical），其特征为话题涉及的主要是封闭性的医学问题，即会话只是生物医学会话；第二种是扩展医学型（expanded medical），其与仅限于生物医学型相似，话题仍围绕生物医学问题展开，但伴有中等程度的心理社会学问题的讨论；第三种是生物社会心理型（biopsychosocial），其特征为会话体现了生物医学与社会心理学话题之间的平衡；第四种是社会心理型（psychosocial），其特征为话题涉及的主要是社会心理学问题；第五种是消费者型（consumerist），其特征是患者成为会话的主体，即患者提问医生给予信息。在这五种医生的交际风格中，社会心理型的患者满意度最高，仅限于生物医学型的患者满意度最低。

Mead（2000）认为，医生的交际风格可以分为以疾病为中心的交际风格和以患者为中心的交际风格。以疾病为中心的交际风格主要体现为医生引导，即医生按照自己的流程展开会话，并依照规定的提问方式来获取患者的症状和病史等信息，进而达到给出清晰诊断的目的。以患者为中心的交际风格主要体现为患者引导，即患者发起会话，医生倾听并做出回应。以患者为中心的交际风格站在患者的角度，理解患者的感受，有助于鼓励患者全面、清晰地描述自己的症状、感觉、想法、期待等，体现了医患关系中的平等性。同时，以患者为中心的交际风格还有助于医生为患者提供符合患者需求和偏好的医疗服务，并有利于患者积极参与有关其治疗方案的决策，因此能够有效提高患者的满意度。苏敏（2022）认为相较于以疾病为中心的交际风格，以患者为中心的交际风格能使者更容易获得正确的诊断和治疗、较多的会诊时间，但也有可能导致更多不必要的药物使用和医疗支出。

有些学者认为，医生的交际风格可分为指导型的咨询风格（directing consulting style）和分享型的咨询风格（sharing consulting style）。比如，Stewart（1984）研究发现，如果医生在医患会话中表现出"寻求意见"或"寻求帮助"这样的交际风格，那么患者的满意度就会得到显著提升。据此，他指出医生的交际风格应当是分享型的而不是指导型的。Roter（1987）的研究结果表明，医生乐于向患者分享与其病情有关的信息能够提升患者的满意度；相反，医生习惯于指导患者应该如何做则会降低患者的满意度。Street（1992）研究指出，医生指导型话语的减少、医生对患者表现出的安抚和支持以及医生鼓励患者提出问题、给出见解、表达感受等，都会提升患者的满意度。但与此同时也有学者研究指出，相较于分享型的咨询风格，指导型的咨询风格能够帮助医生获得更高的患者满意度。例如，Savage（1990）就认为在检查阶段，诸如"你的问题比较严重""你没啥事儿"等指导型话语，要比"你为什么会觉得这样？""你觉得严重不？"等分享型话语更易被患者所接受。同样，类似诊断阶段的"你得的是……"比"你觉得你得的是什么病？"等，治疗阶段的"你必须吃这种药"比"你自己试用过什么治疗方式？""你希望我怎么帮你？""我给你开这种药行吗？""我觉得这种药挺管用，你想吃吗？"等，预后阶段的"一般四五天就会好"比"你知道这些症状和问题对你意味着什么？"等，结尾阶段的"一周之后来复诊""好了就行，不需要复诊"比"你还有其他问题吗？""你想什么时候来复诊？"等，都更能提升患者的满意度。但是，这种观点的局限性在于医生和患者对疾病有共同的预期。正是在这样的背景下，患者才更易接受医生带有肯定性、权威性特征的指导型的咨询风格，而将医生带有探讨性特征的分享型的咨询风格视为专业水平不高的表现。但在医生和患者对于疾病有不同的预期，如患者自认为得了某种疾病医生却不认同的时候，指导型的咨询风格会因过于直接、权威性太强而不易被患者所接受。

Buller（1987）认为，医生的交际风格可以分为友好型会话风格（affiliativeness style）和主导/行为型会话风格（dominance/activity style）。在会话中，友好型会话风格的主要特征包括：医生的神态非常放松，眼睛能够确切地反映出其情感，语气真诚；医生对患者十分鼓励、极其友好，能够认真倾听患者的陈述，认可患者的贡献；等等。主导/行为型会话风格的主要特征包括：医生主导会话且非常好辩，表现过于强势、过于戏剧化，经常会夸张地强调某一点，而且伴有过多的手势。显而易见，友好型会话风格的患者满意度高于主导/行为型会话风格。

五、医生和患者的话轮设计与患者满意度

在医患会话中，患者对于医生的话轮设计往往较为敏感，而医生的话轮设计则不仅能够影响患者对于医生的能力和可信度的感知与判断，还会影响患者的满意度。

医生的初始话轮往往会围绕患者的求诊目的进行设计。通常患者在陈述自己的求诊目的时注重的不仅仅是疾病的细节，还包括让医生知道自己的症状已经到了必须前来就诊的程度，以使自己的就诊行为得到医生的认可。对于医生来说，理解患者的这种精神需求是极为重要的。而且，患者在陈述自身症状的时候有可能尝试给出自己对于疾病的假设，并希望得到医生的反馈。医生应当识别出患者的诉求并即刻给予反馈，如若不能则应在会话中予以标记，待时机成熟的时候再对患者的假设进行反馈。

在问诊阶段，医生了解病情的提问会根据患者的特定情况进行设计，而患者在回答医生的问题时，常常会通过追踪医生所提问题的结构来感知医生对自己病情的看法和意见。当需要询问患者的生活方式时，医生应当对问题进行设计，以显示出自己的中立立场。对于一些

心里清楚自己的某些生活方式并不好但却在回答时明显予以弱化的患者，医生应利用患者给出的有关数据对其生活方式做出评估，并给出建议。

在治疗建议阶段，患者对治疗方案的接受是医患会话序列中不可逾越的部分，预示着结束序列的到来。但是，患者可以通过拒绝医生的治疗方案阻止结束序列的到来，进而迫使医生与自己一起构建可接受的新的治疗方案。患者拒绝医生治疗方案的话轮设计方法主要有消极抵制和积极抵制两种。消极抵制是指患者在应当对医生的治疗建议表示接受的序列位置上给出了表示接受以外的行为，如沉默、给出非标记承认特征等。（Heritage & Sefi，1992）如果患者不明白医生的治疗建议意味着什么或不认可医生的治疗建议，则可利用消极抵制来促使医生给出详尽的解释或调整其治疗建议，即使医生的治疗建议暗含着多项内容，患者也可以利用消极抵制来确保治疗建议完全不予执行。医生会将这种消极抵制理解为不接受，然后会通过重新设计话轮与患者商讨和构建双方均可接受的治疗方案，如使用语法增量来重新构建治疗建议的语句，简洁陈述要点以使模糊的想法清晰化，提供治疗建议之外的信息以及反复修改治疗建议等，直到患者接受为止。积极抵制是指患者用言语含蓄或明确地质疑或挑战医生的治疗建议，包括新的提议或选择性的治疗方案。（Stivers，2005）积极抵制可以扩大治疗建议序列，使患者获得额外的机会与医生讨论治疗方案。与消极抵制相比，积极抵制可以通过明确患者的潜在焦虑促使医生更加清晰地了解患者的立场，因此有助于双方共同构建均可接受的治疗方案。在某些情形下，患者或患者家属会将消极抵制升级为积极抵制。不管是消极抵制还是积极抵制，对于医患双方来说都是有利的。比如，患者可以利用这种互动资源积极地参与到医患会话之中，努力使治疗方案符合自己的预期并予以接受；医生可以利用这种互动资源确保自己的治疗方案符合患者的预期、消除患者的顾虑，并能保证患者执行医嘱。因为离开医疗机构之后，患者可以自我决定和处置治疗方案的执行，即患者能对医生的治疗方案行使否决权。（Glasgow & Anderson，1999；Heritage & Clayman，2010）在面对患者的消极抵制或积极抵制时，医生应当将其视为一种预警信号，并暂时停止序列进程，然后邀请患者描述他们的质疑，以努力查找患者抵制的原因。这样一来，患者在会话中的参与度就会明显增加，而医患之间对于治疗方案的分歧也会随之大幅降低。

例 129：

……

医生：你这个囊肿太大了，得切掉。

患者：（沉默）

医生：你看，都这么大了，再说你也有症状了，得切。

患者：我 (.) 不太想动刀，再说家里也脱不开身。

医生：那就微创吧。

患者：这 (.) 不用住院吧？

医生：不用，恢复期也短。

患者：那还行。

……

在例 129 中，患者在应当给出接受的序列位置上表现出了沉默这一行为，即利用消极抵制这一话轮设计方法对医生的治疗建议表达了不认可。于是，医生不得不进一步解释了"切掉"囊肿这一治疗建议的必要性。然而，患者又将消极抵制升级为积极抵制，表明了自己的态度和反对的原因。最后，医生根据患者的实际情况调整了治疗建议，并获得了患者的认可。

六、如何提高患者的满意度

患者的满意度主要取决于两方面因素，即医生的业务能力和交际能力。前者无须多言，因为每一个患者都会期待为自己看病的医生医术高超。对于后者，每一个患者的期待和需求则各有不同。但归根结底，大多数患者都会期待医生使用恰当的交际风格与自己建立和谐的会话。那么，医生怎样才能建立和谐的医患会话呢？Nelson（2008）通过研究患者的反馈意见总结了医生要建立和谐的医患会话需要具备的七种能力。一是信心，即医生的信心能够给予患者信心；二是同感，即医生能够努力理解患者身体和心理上的感受，并向患者表达这种理解；三是人道主义，即医生关心患者，热情、善良；四是关注个体，即医生对于患者本人更感兴趣，而不是只关注患者的病情；五是坦率，即医生会用简单的语言直截了当地告诉患者其应该知道的事情；六是尊重，即医生会把患者的陈述当回事，并让其参与到医疗活动中；七是良知，即医生有良知且一直坚守。

有学者从医患会话的宏观结构入手，研究了每个阶段医生与患者建立和谐关系进而提高患者满意度的技巧。例如，Bakić-Mirić（2008）等学者研究发现和谐的医患关系始于双方建立关系的阶段，并就此提出如下建议：在见到患者之前医生应做相应的准备，如了解患者的姓名，用"早上好，×先生，你觉得怎么样？"这样的方式开始会话；医生应与患者有眼神的交流，并与患者握手同时介绍自己的姓名；为了缓解患者的紧张情绪，医生可以从与患者的工作或生活有关的非医学内容开始展开会话；医生可以询问患者的就医原因。在检查和诊断阶段，医生应使用开放性问题让患者陈述病情和病史，如"给我讲讲你的身体问题""描述一下怎么个疼法儿""你现在在吃什么药？"等，以获得尽可能多的信息；如果医生使用开放性问题无法获得想要知道的信息，就会使用封闭性问题，以使患者的回答更具有倾向性，如"你以前也这么疼过吗?""其他地方疼吗?"等；医生可以随时重复从患者那里获得的信息，并对患者的确认给予反馈，以使患者感受到医生关心自己并愿意自始至终提供帮助；医生应把握机会询问患者的家庭和社会背景，以便更有针对性地给出治疗方案。

医生应当以人道、尊重的方式关心并回应患者对于疾病感知的描述。为了表现出对患者的关心，医生可以鼓励患者描述其对疾病的恐惧并给予安抚，如对患者说："我也担心这个肿块儿，你的担心很正常。如果你同意回答我的一些问题，我相信咱们一定能解决这个问题。"类似的话语也比较适用于敏感性话题或隐私性话题。

医生的非言语行为应与言语行为保持一致，同时也应注意通过患者的非言语行为感知患者是否有所隐瞒。为了形象地说明这一问题，Bakić-Mirić（2007）举了一个例子。

例 130：

戴维斯太太看上去很不安，她刚刚获知自己得了皮肤癌。医生请戴维斯太太来到诊室中相对隐蔽的区域。谈及自己正在吃的药，戴维斯太太表示当她和先前开药的医生谈论这种药的不良反应时，先前开药的医生显得很困惑。于是，医生向戴维斯太太解释了吃这种药可能出现的不良反应，并告诉她如果这些不良反应出现了她该如何处理。说到这儿，医生观察到戴维斯太太看起来有些困惑，便停下来问她是否理解。戴维斯太太说她理解了，但即便如此，医生还是继续给予了全面、细致的解释。在医生解释完之后，戴维斯太太的面部表情显示她理解了。于是，医生把手放在戴维斯太太的手上，注视着她的眼睛，用真诚关心的语气对她说："我想帮你渡过难关，一切都会好起来的，治疗的结果将是积极的。别担心，戴维斯太太。"

在会话中，医生为了确保自己的肢体动作、面部表情和所说的话语保持一致，对于话语的语调、频率、音量进行了调整。例如，当注意到戴维斯太太在说"癌症"这个词的时候声音变得很小，那么医生在使用这个词时也会降低音量。而且在整个会话过程中，医生都在使用轻柔、冷静的语调，以尽量安抚戴维斯太太。

医生应与患者共同协商，达成一个双方都可接受的治疗方案。治疗方案确定后，医生可以询问患者执行起来有什么困难，并对患者积极配合治疗的行为给予鼓励，如可以对患者说："戒烟、戒酒，再加上低脂、低盐饮食确实让人很难受，你能坚持下来真的很厉害！"值得强调的是，为了让患者坚持治疗方案，医生应当关注患者可能的抵触原因，如文化因素的影响等。

例 131：

……

→医生：嗯行，三个月时再来吧。

患者家属：嗯。这就挺好的，是吧？

医生：挺好的。

患者家属：谢谢大夫！

医生：没事儿，回去吧。

……

在例 131 中，我们能够明显地感觉到医生与患者家属之间的和谐关系，以及患者家属替患者表现出来的对复诊的期待。

参考文献

［1］董敏，王冰. 主持人话轮转换和话轮重叠现象分析［J］. 北京第二外国语学院学报，2009（10）：52-57，37.

［2］耿雯雯. 话轮转换机制在中文访谈节目中的应用———一项基于中文访谈节目的实证研究［J］. 外国语言文学，2016（2）：81-86，127.

［3］黄衍. 话轮替换系统［J］. 外语教学与研究，1987（1）：16-23，79.

［4］姜望琪，李梅. 谈谈会话中的纠偏问题［J］. 外国语，2003（4）：39-45.

［5］李芳. 医患交流坏消息告知研究：回顾与展望［J］. 云南师范大学学报（哲学社会科学版），2020，52（4）：33-41.

［6］马文，高迎. 汉语医患会话中同话轮内自我修正研究［J］. 外国语（上海外国语大学学报），2018，41（3）：42-54.

［7］权力宏. 中国英语学习者会话修补中的重复策略研究［J］. 现代外语，2012，35（3）：295-303，330.

［8］孙咏梅，徐浩. 机构话语研究述评［J］. 北京科技大学学报（社会科学版），2013（1）：40-46.

［9］王晓燕，王俊菊. 外语环境下同伴他启修正研究［J］. 现代

外语，2014，37（2）：210-220.

[10] 杨石乔. 基于语料库的医生第一人称复数指示语研究 [J].
医学与哲学（人文社会医学版），2010（1）：35-37.

[11] 杨婧，周伟娇，张岩，等. 门诊患者满意度关键驱动因素分
析 [J]. 中华医院管理杂志，2016，32（8）：578-581.

[12] 叶砾，冯小玮. 医患会话国内外对比研究 [J]. 医学与哲
学，2020，41（20）：61-66.

[13] 印荷杨，赵俊. 医患互动话语与就诊满意度的关系研究
[J]. 南京医科大学学报（社会科学版），2020，20（1）：55-60.

[14] 于国栋. 医疗就诊中病人自我诊断的会话分析研究 [J]. 当
代中国话语研究，2008（0）：71-84.

[15] 于国栋，侯笑盈. 医患交际中极致表达的会话分析 [J]. 山
西大学学报（哲学社会科学版），2009（6）：24-28.

[16] 于国栋，郭慧. 相邻对结构的社会规范性 [J]. 现代外语，
2020，43（1）：18-31.

[17] 王茜，严永祥，刘炜. 基于 100 例医患会话的社会学分析
[J]. 医学与哲学（人文社会医学版），2010（7）：29-31.

[18] 刘虹. 会话结构分析 [M]. 北京：北京大学出版社，2004.

[19] 于国栋. 医患交际的会话分析研究 [M]. 北京：外语教学
与研究出版社，2011.

[20]Bogoch B. Power, distance and solidarity-models of professional
client interaction in an Israeli legal aid setting[J]. Discourse and Society,
1994(5)：65-88.

[21] Albert, E. "Rhetoric," "Logic," and "Poetics" in Burundi:
Culture Patterning of Speech Behavior[J]. American Anthropologist, 1964
(66)：35-54.

[22]Atkinson J M. Understanding formality: Notes on the categorization and production of "formal" interaction[J]. British Journal of Sociology, 1982 (33): 86-117.

[23]Beckman H B, Frankel R M. The effect of physician behavior on the collection of data [J]. Annals of Internal Medicine, 1984 (101): 692-696.

[24] Buller M K, Buller D B. Physician's communication style and patient satisfaction[J]. Journal of Health and Social Behavior, 1987(28): 375-388.

[25]Butterworth B. Hesitation and semantic planning in speech[J]. Journal of Psycholinguistic Research, 1975(1): 75-87.

[26]Carter W B, Inui T S, Kukull W, et al. Outcome-based doctor-patient interaction analysis: Identifying effective provider and patient behavior [J]. Medical Care, 1982(20): 550-566.

[27]Cornstock L M, Hooper E M, Goodwin J M, et al. Physician behaviors that correlate with patient satisfaction [J]. Journal of Medical Education, 1982(57): 105-112.

[28]Costello B A, Roberts F. Medical recommendations as joint social practice[J]. Health Communication, 2001, 13(3): 241-260.

[29]DiMatteo M R. The role of the physician in the emerging health care environment [J]. Western Journal of Medicine, 1998, 168 (5): 328-333.

[30]Drew P, Chatwin J, Collins S. Conversation analysis: A method for research into interactions between patients and health-care professionals [J]. Health Expectations, 2001(4): 58-70.

[31]Duncan S, Niederehe G. On signaling that it's your turn to speak

参考文献

[J]. Journal of Experimental Social Psychology, 1974(10): 234-247.

[32]Emanuel E J, Emanuel L L. Four models of the physician-patient relationship[J]. Journal of the American Medical Association, 1992, 267 (16): 2221-2226.

[33] Frankel R M. From sentence to sequence: Understanding the medical encounter through microinteractional analysis [J]. Discourse Processes, 1984(7): 135-170.

[34]Fisher S. Doctor-patient negotiation of cultural assumptions[J]. Sociology of Health and Illness, 1985(7): 342-374.

[35]Freemon B, Negrete V F, Davis M, et al. Gaps in doctor-patient communication: Doctor-patient interaction analysis[J]. Pediatric Research, 1971(5): 298-311.

[36] Glasgow R E, Anderson RM. In diabetes care, moving from compliance to adherence is not enough: Something entirely different is needed [J]. Diabetes Care, 1999(22): 2090-2092.

[37] Goffman E. The interaction order [J]. American Sociological Review, 1983(48): 1-17.

[38] Gurmankin A D, Baron J, Hershey J C, et al. The role of physicians' recommendations in medical treatment decisions [J]. Medical Decision Making, 2002, 22(3): 262-271.

[39]Heritage J, Stivers T. Online commentary in acute medical visits: A method of shaping patient expectations[J]. Social Science & Medicine, 1999(49): 1501-1517.

[40]Hutchby I. Power in discourse: The case of arguments on a British talk radio show[J]. Discourse and Society, 1996(7): 481-497.

[41]Inui T S, Carter W B, Kukull W A, et al. Outcome-based doctor-

patient interaction analysis: Comparison of techniques [J]. Medical Care, 1982(20): 535-549.

[42] Jefferson G. On exposed and embedded correction in conversation [J]. Studium Linguistik, 1983(14): 58-68.

[43] Karnieli-Miller O, Eisikovits Z. Physician as partner or salesman? Shared decision - making in real - time encounters [J]. Social Science & Medicine, 2009, 69(1): 1-8.

[44] Korsch B M, Gozzi E K, Francis V. Gaps in doctor - patient communication[J]. Pediatrics, 1968(42): 855-871.

[45] Korsch B M, Negrete V F. Doctor - patient communication [J]. Scientific American, 1972(227): 66-74.

[46] Mangione-Smith R, McGlynn E, Elliott M, et al. The relationship between perceived parental expectations and pediatrician antimicrobial prescribing behavior[J]. Pediatrics, 1999(103): 711-718.

[47] Maynard D W. On the interactional and institutional bases of asymmetry in clinical discourse [J]. American Journal of Sociology, 1991 (92): 448-495.

[48] Maynard D W. On "realization" in everyday life [J]. American Sociological Review, 1996(60): 109-132.

[49] Maynard D W, Heritage J. Conversation analysis, doctor - patient interaction and medical communication[J]. Medical Education, 2005(39): 428-435.

[50] Nelson R. Improving communication skills enhances efficiency and patient-clinician relationship[J]. Archives of Internal Medicine, 2008, 168 (13): 1364-1369.

[51] Nerlich B, Clarke D. The linguistic repudiation of Wundt [J].

参考文献

History of Psychology, 2000(1): 179-206.

[52]Perakyla A. Authority and accountability: The delivery of diagnosis in primary health care[J]. Social Psychology Quarterly, 1998, 61(4): 301-320.

[53]Robbins J A, Bertakis K D, Helms L J, et al. The influence of physician practice behaviors on patient satisfaction [J]. Family Medicine, 1993(25): 17-20.

[54]Roter D, Hall J, Katz N. Relations between physicians' behaviors and analogue patients' satisfaction, recall and impressions [J]. Med Care, 1987(25): 437-451.

[55]Roter D, Hall J, Katz N. Patient–physician communication: A descriptive summary of the literature[J]. Patient Education Counseling, 1988 (12): 99-119.

[56]Roter D, Hall J. Studies of doctor-patient interaction[J]. Annual Review of Public Health, 1989(10): 163-180.

[57]Roter D, Stewart M, Putnam S, et al. The patient–physician relationship: communication patterns of primary care physicians[J]. Javma-Journal of the American Veterinary Medical Assocaition, 1997 (277): 350-356.

[58]Sacks H, Schegloff E, Jefferson G. A simplest systematics for the organization of turn-taking for conversation[J]. Language, 1974(50): 696-735.

[59] Schegloff E, Jefferson G, Sacks H. The preference for self–correction in the organization of repair in conversation[J]. Language, 1977 (53): 361-381.

[60] Schegloff E. Presequences and indirection applying speech act

theory to ordinary conversation[J]. Journal of Pragmatics, 1988(12): 55 -62.

[61]Stewart M. What is a successful doctor-patient interview? A study of interactions and outcomes[J]. Social Science & Medicine, 1984(19): 167-175.

[62]Stewart M, Brown J B, Donner A, et al. The impact of patient-centered care on health outcomes[J]. Family Practice, 2000, 49(9): 796-804.

[63]Stiles W B, Putnam S M, Wolf M H, et al. Interaction exchange structure and patient satisfaction with medical interviews[J]. Medical Care, 1979(17): 667-679.

[64]Stivers T. Participating in decisions about treatment: Overt parent pressure for antibiotic medication in pediatric encounters[J]. Social Science & Medicine, 2002(54): 1111-1130.

[65] Stivers T. "Symptoms Only" and "Candidate Diagnoses": Presenting the problem in pediatric encounters[J]. Health Communication, 2002(14): 299-338.

[66] Stivers T, Mangione-Smith R, Elliott M, et al. What leads physicians to believe that parents expect antibiotics? A study of parent communication behaviors and physicians' perceptions[J]. Journal of Family Practice, 2003(52): 140-148.

[67] Stivers T. Parent resistance to physicians' treatment recommendations: One resource for initiating a negotiation of the treatment decision[J]. Health Communication, 2005(18): 41-47.

[68]Street R. Analyzing communication in medical consultations: Do behavioral measures correspond to patients' perceptions? [J]. Medical Care,

参考文献

— 147 —

1992(30): 976-988.

[69] Tsui A B. Sequencing rules and coherence in discourse [J]. Journal of Pragmatics, 1991(15): 111-129.

[70] Virji A, Britten N. A study of the relationship between patients' attitudes and doctors' prescribing[J]. Family Practice, 1991(8): 314-319.

[71] Wasserman K, Sue D Y, Hansen J E. Predicted values for clinical exercise testing[J]. The American Review of Respiratory Disease, 1984, 129 (2): 49-55.

[72] Webb S, Lloyd M. Prescribing and referral in general practice: A study of patients' expectations and doctors' actions [J]. British Journal of General Practice, 1994(44): 165-169.

[73] Weiland A, et al. Encounters between medical specialists and patients with medically unexplained physical symptoms: influences of communication on patient outcomes and use of health care: A literature overview[J]. Perspectives on Medical Education, 2012(1): 192-206.

[74] Williams S, Weinman J, Dale J. Doctor-patient communication and patient satisfaction: A review [J]. Family Practice, 1998 (15): 480-492.

[75] Williams S, Calnan M. Key determinants of consumer satisfaction with general practice[J]. Family Practice, 1991(8): 237-242.

[76] Bakić - Mirić N, Bakić, N. Successful doctor - patient communication and rapport building as the key skills of medical practice[J]. Medicine and Biology, 2008, 15(2): 74-79.

[77] Barrows H S, Pickell G C. Developing clinical problem-solving skills: A guide to more effective diagnosis and treatment[M]. New York: W W Norton & Company, 1991.

[78]Atkinson J M, Heritage J. Structures of social action: Studies in conversation analysis[M]. Cambridge: Cambridge University Press, 1984.

[79]Ainsworth-Vaughn N. Claming power in doctor-patient talk[M]. Oxford: Oxford University Press, 1998.

[80]Billings J A, Stockler J D. The Clinical encounter: A guide to the medical interview and case presentation[M]. Chicago: Year Book Medical Publishers, 1989.

[81]Byrne P S, Long B. Doctors talking to patients: A study of the verbal behaviors of doctors in the consultation[M]. London: Her Majesty's Stationary Office, 1976.

[82]Cassell E J. Talking with Patients: The theory of doctor-patient communication[M]. Cambridge: MIT Press, 1985.

[83] Clayman S E, Heritage J. The news interview: Journalists and public figures on the air [M]. Cambridge: Cambridge University Press, 2002.

[84] Davis K. Power under the Microscope [M]. Dordrecht: Foris Publications, 1988.

[85] Drew P, Heritage J. Talk at Work: Interaction in Institutional Settings[M]. Cambridge: Cambridge University Press, 1992.

[86]Duranti A. From grammar to politics[M]. Berkeley: University of California Press, 1994.

[87]Heath C. Body movement and speech in medical interaction[M]. Cambridge: Cambridge University Press, 1986.

[88] Heritage J. Garfinkel and ethnomethodology [M]. Cambridge: Polity Press, 1984.

[89]Starr P. The social transformation of American medicine[M]. New

参
考
文
献

York: Basic Books, 1982.

[90] Have P T, Psathas G. Situated order: Studies in the social organization of talk and embodied activities [M]. Washington: University Press of America, 1995.

[91] Todd A D. Intimate adversaries: Cultural conflict between doctors and women patients [M]. Philadelphia: University of Pennsylvania Press, 1989.

[92] West C. Routine complications: Troubles with talk between doctors and patients[M]. Bloomington: Indiana University Press, 1984.